암환자는
암으로
죽지
않는다
2

암환자는 암으로 죽지 않는다

2

최일봉 지음

올리시즈

마음으로 큰 지지를 보내준
사랑하는 아내 이경희 씨에게 감사드립니다.

살아 있는 매 순간을 가치 있게

《암환자는 암으로 죽지 않는다》를 펴낸 것이 2008년이었으니 그사이 12년이 흘렀다. 강산이 바뀌고도 남을 시간이다. '암'을 상대로 살아온 시간도 이제 40년을 채웠다. 40년이면 불혹不惑, 미혹함이 없어야 할 시간인데 여전히 내 앞의 '암'은 변화무쌍하고도 용맹하다.

지난 10여 년간 다양한 치료 현장을 경험하면서 새로운 암 치료 가능성을 실천에 옮겨보려 노력했다. 암 선고가 곧 사형선고로 이어지는 인식을 바꾸기 위해, 병원의 의료 서비스도 환자 중심으로 전환될 수 있음을 증명하기 위해, 선구적 안목을 가진 병원장

들과 용감한 시도를 해본 시간이었다.

　수술 없이 표적만 정확히 조사照射하여 2시간 만에 퇴원이 가능한 사이버나이프 치료, 전이재발암 환자를 대상으로 방사선종양학과는 물론 한의학과 정신과 전문의, 전문 영양사까지 한자리에 모여 협진하는 통합의학진료 시스템 등은 한국의 의료 환경에서는 흔하지 않은, '암환자도 행복한 삶을 누릴 권리가 있음'을 인정하고 동참한 결과 가능했던 한국 최초의 통합진료 현장이었다. 지금은 보편화된 진료 방식이지만 당시만 해도 좀처럼 시도해볼 수 없었던 새로운 분야였다. 그때는 관련 임상의 문제도 있었지만 국가의 의료보험 급여 체계를 극복하는 것이 가장 어려웠다. 그럼에도 병원의 손해를 감수하고 지원해주신 신부님들 생각이 난다.

　그리고 이제 새로운 의료 제도의 도입 혹은 병원 행정 업무에서 나는 본래의 진료의사 자리로 돌아왔다. 지금은 전공 분야인 온열치료를 통해 암과의 2차전에 돌입해 또 다른 도전을 실천해 나가는 중이다.

　온열치료는 인체의 자연스러운 생리학적 변화를 이용해 면역반응을 활성화시켜 암과 대항하게 하는 치료법이다. 기존의 생화학

물질이나 방사선 등 인체의 화학작용에 근거한 치료법에 비해, 자연스러운 열에 대한 인체의 반응을 이용한 자연 친화적인 치료법으로서 부작용도 적고 환자의 고통도 현저히 줄여줄 것으로 기대된다. 다만 아직까지는 구체적인 치료 방식에 있어 임상 기준이 마련되지 않았고 그 치료 효과를 정량적으로 분석하기가 어려워 의료 현장에서 보편적으로 사용되진 않는 상황이다.

하지만 최근 장비의 개선과 온열 생물학의 발전에 힘입어 다시 그 중요성이 부각되고 있다. 온열치료의 효과와 가능성을 확신하는 사람으로서, 앞으로 온열치료가 미래의 암 치료법으로 인정받을 수 있도록 현장에서 매진할 생각이다.

이 책《암환자는 암으로 죽지 않는다 2》는 그동안 독자들이 계속 요청해왔던 전편을 보완, 수정하고 온열치료 부분을 추가하면서 현재까지 전 세계에서 실험하고 확인한 암 치료 사례들을 소개했다. 각종 암은 물론, 에이즈와 C형 간염에 이르기까지 온열치료의 효과는 예상보다 훨씬 광범위하다. 난데없이 온 인류를 무력화시킨 코로나 바이러스 19 또한 온열치료에서 그 치료 단서를 찾을 수 있다고 생각한다.

의료인으로 어떤 무기를 장착하든, 암 전문의라는 타이틀이 부끄럽지 않도록 암환자의 삶이 행복하고 재미있게, 가치 있게 지속되도록 돕고 싶다. 생을 마감하는 그 순간까지, 모두 최선을 다해 행복하시길!

차례

5. 암, 온열치료에서 희망을 본다

이제는 암과의 전쟁이 아니라,
대화와 공존을 생각해볼 때다

40년간 암전문의로서 수많은 암환자를 돌봐왔지만, 암 자체가 직접 사망 원인이 되어 죽게 된 환자는 딱 한 명 보았다. 암환자는 대부분 과도한 스트레스와 영양실조로 죽는다. 이건 엄연한 사실이다. 사실이 그러한데 왜 사람들은 암에 걸리기만 하면 모든 것을 포기한 듯 "얼마나 살 수 있습니까?" 하고 묻는 것일까. 암은 병 자체보다 암을 받아들이는 환자의 심리적 공황에서 비롯된 자포자기 혹은 절망이 더 무서운 병이다. 절망은 생명을 갉아먹는다.

암의 이미지는 죽음과 직선으로 연결되어 있다. 도대체 다른 것을 떠올릴 수 없을 정도로 암 선고는 사망 선고라는 공식이 우리

를 지배하고 있다. 도대체 암이란 무엇일까. 의학 발전으로 암 완
치율도 높아지고 암 치유에 관한 이러저러한 정보가 넘치는 지금
의 상황에서도 '암'에 대한 공포는 쉬 가라앉지 않는다.

당신이 혹은 누군가 이 책을 읽고 있다면, 틀림없이 인구의 4분
의 1에 속한 사람일 수 있다. 그것은 애석하게도 이 책의 독자 대
부분은 암 판정을 받은 암환자거나 아니면 가까운 가족 혹은 친
구 중에 암환자가 있는 사람이란 뜻이다.

암이 사망 원인 중 항상 최상위라는 통계는 지금까지도 여전
히 유지되고 있다. 우리 시대에 대규모의 천재지변이나 전쟁이 터
지지 않는 한, 이 수치는 계속 올라갈 것이다. 그것을 사회 전반
에 걸친 암의 증가로 이해할 수도 있지만, 다른 한편으론 암 조
기 발견 기술이 발전했다는 증거이기도 하다. 10년 전만 해도 자
연사로 이해하고 말았던 죽음조차도 이젠 그것이 암이 그 원인이
었다고 말할 수 있게 된 것이다.

이해를 쉽게 하려면, 저인망 그물을 생각하면 된다. 그물코
가 엉성하다면 덩치 큰 물고기들만 잡히겠지만 그물코가 촘촘
하다면 멸치만큼 작은 물고기도 다 잡힐 것이다. 그래서 예전에
는 볼 수 없었던 다양한 암이 발견되고 그 결과는 고스란히 암환자

의 증가로 이어지는 것이다. 사실 이건 반가운 일이다. 암 조기 발견 기술의 발전은 암 치유의 가능성을 높이는 동시에 암에 의한 사망을 줄이는 가장 효과적인 대처 방안이기 때문이다.

반드시 이런 이유 때문만은 아니고 다른 여러 환경의 변화 문제나 삶의 질 문제 같은 다양한 이유가 있겠지만, 결과적으로 암환자는 급속하게 느는 추세다. 주위를 돌아보면 가족이나 친구는 물론이고 옆집의 누구 어머니가, 옆 부서의 누가 암으로 어떻게 되었다는 이야기를 거의 매일 듣고 산다.

우리나라 핵의학의 선구자이자 대통령 주치의를 지낸 고창순 박사는 일생 동안 세 번의 암을 이겨내신 분으로 잘 알려졌다. 평생 암 연구를 해온 의사에게도 암은 예외를 두지 않는다.

누구라도 스스로 암을 피해갈 수 있다고 장담할 수는 없다. 암은 현실이다. 전국적으로 한해 약 50만 명의 암환자가 투병생활을 하고 있으며, 이들 대부분 암환자는 암 선고를 받는 순간 죽음의 공포와 직면해야 한다. 멀쩡했던 삶이 날개 없이 추락하고 마는 셈이다. 암은 곧 사망선고라는 이 공포는 심리적 공황을 몰고 온다.

조기 발견이 활성화했다고는 하나, 보통 발견되는 암은 상당 단계로 진행된 경우가 많다. 자각 증세를 느껴 병원을 찾는 이가 많기 때문이다. "말기입니다." 이 말 한마디로 공황에 빠진 환자는 병실에 누워 속절없이 레테의 강 저편으로 사라져버리고 만다. 그렇게 환자를 떠나보낸 가족들 사이엔 또다시 암에 대한 무서운 공포가 자라난다. 악순환은 끊이지 않는다.

암은 정말 극복할 수 없는 무서운 병인가?

이 책은 전문 의학 서적도 아니고 암 치료의 획기적인 대안을 제시한 기적의 책도 아니다. 그저 암 전문의 40여 년의 경험으로 암에 대한 우리의 태도 혹은 암에 대한 잘못된 인식을 바로잡을 필요가 있다는 생각에서 담담히 써내려간 암 에세이다.

결론부터 말하자면, 놀라운 것은 암환자의 대부분은 굶어 죽는다는 사실이다. 암세포가 인체의 기능을 약화시키고 방해하고 정상세포를 밀어내는 것은 맞지만 당장에 총신을 떠난 총알처럼 목숨을 향해 곧장 날아와 순식간에 그것을 앗아가진 않는다. 아주 극소수의 치명적인 암을 제외하면 대부분 암은 주변 환경의 영향을 받으며 제 몸집을 키우는 데 급급하느라 인간을 죽일 생각도 없고 의도도 없다. 암도 생명의 일부인지라 모체를 죽이면 자신도 죽는다는 사실을 알고 있다. 다만 그것을 제어할 브레이크가 없다는 것이지 암이 지닌 '살해 본능'은 그다지 높은 편이 아니다. 그런데 왜, 사람들은 암에 걸려 죽게 될까.

암환자들은 굶어 죽는다. 뒤에서 자세히 말하겠지만 이는 엄연한 사실이다. 암과 싸우지 말라고도 하고, 혹은 암과 친구가 되라고도 한다. 그리고 암에 기죽지 말라는 조언도 들린다. 모두 옳은 말이다. 그럼에도 여전히 암에 대한 공포는 우리들 사이에서 쉬 사라지지 않는다. 내 생각으로 그건 암과의 대화가 부족해서다. 암은 살인자가 아니라 살인자로 오해받고 있을 뿐이다. 암은 철없는 어린아이같다. 잘 달래면 된다. 무조건 무섭게 보지 말고 폭력적으로 거칠게 다루지 않기를 바란다.

대화는 서로를 이해하는 가장 좋은 방법이다. 어떤 사극에 나왔던 대사처럼, '대화는 서로 상반된 입장을 억지로 좁히기 위해서가 아니라 서로 다르다는 것을 보다 명확하게 하기 위해' 더 필요하다. 맞는 말이다. 서로 다르다는 것을 분명히 인정하는 것이 대화의 출발이다. 그리고 그렇게 시작된 대화는 생산적인 결과를 가져올 확률이 아주 높다.

이런 의미의 대화를 우리는 이제 암과 해야 한다. 암은 분명한 적이다. 그러니 적이 어떤 입장인지 확실히 아는 것이 중요하다. 그럴 때만이 평화를 모색할 수 있다.

암은 생명의 적이자 대화의 상대다. 그런 대상에게 귀 막고 입 막고 있으면 공포만 키운다. 공포 속에서 무지가 자라고 다시 그 무지는 공포를 키운다. 우리는 이제 대화의 부족을 극복하고 암과의 대화에 나서야 한다. 그 첫걸음은 죽음에 대한 서로의 입장을 들어보는 것에서 시작해야 할 것 같다.

1
암은 축복이다

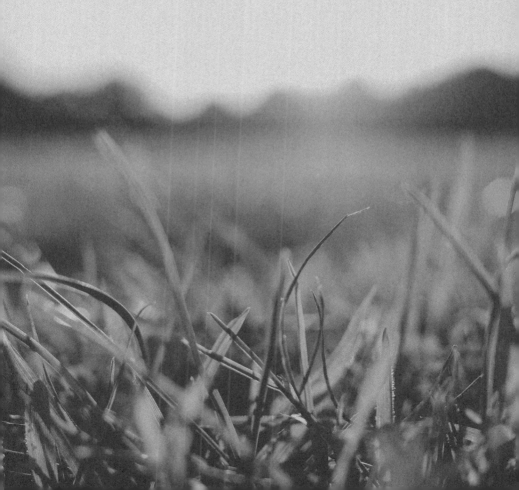

누구나 한 번은
죽는다

인간은 한 번 태어나고 한 번 죽는다. 이 사실을 뒤집을 이견은 있을 수 없다. 이전 세상과 다음 세상에 대한 믿음은 종교의 영역이다. 그 모든 것을 믿는다 해도 우리는 반드시 한 번은 죽게 되어 있다. 죽음은 기정사실이나, 죽음엔 너무나도 많은 죽음의 종류가 존재한다. 이제 남는 것은 어떻게 죽느냐다. 적어도 인간이라면 '비참하게 죽지 않을 권리'가 있다.

척추암을 예로 들어보자. 대부분 말기암의 상태로 발견되는 척추암은 환자를 비참한 죽음으로 내모는 무서운 질병이다. 척추암은 환자를 전신 마비 혹은 하반신 마비 상태로 몰고 간다. 마비 상태라 해도 오감은 살아 있기에 환자는 자신의 몸이 썩어가는 것을 냄새로, 눈으로 확인하며 죽음의 순간을 기다리게 된다. 실제로 살이 썩는 냄새는 이 세상 모든 악취를 한 곳에 모아놓은 것보다 더 독하다. 그것을 참을 수 있는 사람은 거의 없다고 봐야 한다. 더 괴로운 것은 고독이다. 욕창이 생겨서 살이 썩어 들어가기 시작하면 아무도 냄새 때문에 환자 근처에 잠시도 있을 수 없다. 시간이 지날수록 가족도 친구도 찾아오지 않는 극도의 외로움 속에서 환자는 생을 포기하게 되고 인간의 존엄성이 급격하게 무너진 상태에서 쓸쓸히 최후의 순간을 맞게 된다. 혼자서 죽음을 맞이하는 것만큼 인간을 슬프고 비참하게 하는 것은 없다.

이렇게 되면 이 환자의 한평생은 '불행'으로 기록되어 그 혼이 육신과 함께 저승으로 전송되고 마는 것이다. 죽는 순간의 기억은 생의 마지막 기억이다. 혼이 흩어지든 그것으로 모든 것이 끝이든, 아니면 새로운 신의 세계로 승천하든, 마지막 기억은 더 이상의 기억이 없으므로 불변의 기억이 될 것이다. 그럼에도 그 마지막 기억이 '비참'한 것으로 채워진다면 그것은 결코 행복한 결말도 아니며 과거의 삶이 한없이 행복하였더라도 살아온 생 전체가 불행한 것으로 기억될 수밖에 없다. 왜냐하면 자신은 그 많던 사랑을 주고받았던 모든 사람들에게 버림받아 죽는 것을 처절하게 경험하기 때문이다.

인간은 죽음에 직면해 모든 것을 정리하고 또 회한도 남기지 않으며 그렇게 평화롭게 죽어갈 권리가 있다. 죽음의 이유는 너무도 많다. 인간은 연약한 존재이므로, 모두가 죽는다.

무엇보다 시간을 거스를 수 없다. 100년 안쪽의 세월이 지나면 세포가 더는 기능을 하지 못하기에 땅으로 돌아간다. 나이를 떠나 외부로부터 급격한 물리적 충격을 받게 되면 사람은 죽는다. 또 바이러스나 세균과 같은 병원체로부터 공격을 받아 그것을 물리치지 못하면 숨을 놓아야 한다. 내부 조직 스스로 문제를 일으켜 고혈압이나 심장 질환 같은 것에 걸려도 생명 부지를 장담할 수 없게 된다.

죽음의 이유는 많고, 죽음의 경로도 너무나 다양하다. 그러나 누구나 한 번은 죽는다는 사실엔 변함이 없다. 바로 이 점을 우리는 모두 겸허하게 받아들여야 한다. 무엇보다 죽음을 잘 준비해야 한다. 지금 당장 죽음과 대면한다 해도 그 죽음을 새로운 차원에서 받아들일 준비가 돼 있어야 한다.

지금까지 밝혀진 연구에 따르면 지구에서 생명의 출현은 지금으로부터 35억 년 전이라고 한다. 과학자들은 호주에서 발견한 한 화석에서 35억 년 전의 박테리아 흔적을 찾아냈다. 이 박테리아로부터 다세포 유기체가 탄생하기까지 거의 30억 년이 흘렀고, 지금부터 6억 년 전부터 생명의 진화는 본격적으로 시작됐다고 한다. 거기서부터 수많은 종이 멸종과 진화를 거듭해 우리 인류의 먼 조상이 등장한 것은 100만 년 전이며 인류의 가장 가까운 조상인 호모 사피엔스가 지구에 등장한 때가 고작 5만 년 전이다.

화석의 기록을 보면 종의 평균 수명은 400만 년이라 한다. 400만 년에 하나씩 멸종을 맞는 셈이다. 이것은 지구상에서 살다 간 모든 종의 역사에서 평균을 구한 것이기에 인류의 앞날은 이보다 더 짧을 수도 있다. 35억 년의 생명의 역사에서 보면, 종으로서의 인류의 운명은 그야말로 풍전등화다. 그러니 그 종의 내부 역사에서조차 갓 100년이 되지 않은 우리의 생이란, 불가의 말 그대로 '찰나'이다.

그렇다고 지금 허무주의를 말하고 있는 것은 아니다. 불멸하고자 했던 진나라 시황제의 유산을 떠올리며, 죽음에 대한 우리의 태도를 다시 생각해보자는 것이다. 당장에 홈 쇼핑 채널을 두세 개만 돌려봐도 불로초의 신화가 여전히 위력을 발휘하고 있음을 알 수 있다. 수많은 건강 보조 식품이나 영양제, 갖가지 헬스 기구가 현대의 불로초가 아니면 무엇이겠는가. 건강과 행복을 가치로 추구하는 것은 좋은 일이고 인간의 본능이기도 하다. 그러나 도가 지나치면 문제가 된다.

특히 죽음과 결부되면, 문제가 심각해진다. 멀쩡한 사람도 환자로 만들고 "죽을래, 이거 먹을래?" 하는 식의 비이성적 작태가 이곳저곳에서 발생하며, 그것이 왕왕 사회문제가 되는 경우도 우리는 많이 보았다. 고삐 풀린 상업주의가 죽음을 포장해 대중에게 윽박지르면 지를수록 우리 사회의 '잘 죽고 잘 보내는 아름다운 죽음의 문화'는 자리를 잡기가 어려워진다.

물론, 누구에게나 죽음은 공포이고, 받아들이기 어려운 현실임이 틀림없다. 그러나 그런 공포를 키워봐야 득이 될 것은 하나도 없다. 생명의 역사 35억 년을 떠올리면, 이렇게 찰나로 살다 가는 것조차 감사한 일이다. 문제는 어떻게 살다 갔으며, 가는 순간 무엇을 기억하며 갔는가? 하는 것이다.

다시 암의 이야기로 돌아가자. 암이란 단지 죽는 방법 가운데 하나일 뿐이다. 인간은 언젠가는 죽고, 그 죽음을 항상 준비하며 하루하루를 살아가는 존재다. 암은 그 많은 죽음의 방법 가운데 하나일 뿐이다. 당연히 사람이기에 거기에는 슬픔과 애환이 있고 서러움도 있다. 그러나 공포를 키워서는 안 된다. 백 번을 양보해 암에 걸린 것이 죽음을 의미한다고 생각해도, 다른 모든 사람이 100퍼센트 죽는 것처럼 나도 그렇게 생명의 순리에 따르는 것일 뿐이다.

그러니 여러 죽음의 모습 가운데 어쩌면 가장 아름다운 죽음을 준비할 수 있는 것 또한 암일 수 있다. 왜냐하면, 많은 경우 암은 당장의 죽음을 의미하진 않기 때문이다. 실제로 많은 암환자들이 암으로 죽기보다는 공포에서 오는 절망 때문에 그야말로 '죽어가고' 있다.

일부 병원과 미디어가 이러한 죽음의 병을 부추기는 것 또한 현실이다. 암 선고가 곧 죽음의 선고로 이어지는 현실은 빨리 바뀌어야 한다. 그렇지 않으면 암 치료의 길은 점점 더 멀어질 것이다.

암은 단지 죽는 방법 중
하나일 뿐이다

죽음의 사전적 의미는 '생명 활동이 정지되어 다시 원상태로 돌아오지 않는 상태로서 생의 종말'이다. 그것을 고등 동물에 한정하면 세포의 '생활 기능의 정지'라고 말할 수 있다. 이때 기준이 되는 것은 심장 고동과 호흡 운동의 정지다. 의학적으로는 뇌파가 없어지는 기점으로 하는 뇌사를 죽음으로 인정할 것인가 말 것인가를 두고 오랜 논쟁이 있었고, 사망 판정을 두고 법적 정의와 의학적 정의가 항상 같지 않기 때문에 논란이 많이 생기기도 한다.

여기서 우리는 죽음의 개인적 성격과 사회적 성격을 나눠 생각해볼 수 있다. 한 철학자의 말을 빌리자면 죽음은 '나의 죽음보다 타인의 죽음'이 늘 먼저다. 우리는 죽음에 관한 거의 모든 것을 타인의 죽음으로부터 배우거나 경험한다. 나의 죽음은 경험할 수 없다. 나의 죽음은 타인에게 죽음의 메시지를 남기겠지만 정작 '나'는 그것을 확인할 수 없다. 그러니 '죽어가는' 사람이 느끼는 죽음에 대한 이미지는 이미 타인의 죽음을 바라보며 만들어놓은 허상에 가깝다. 그것이 전적으로 가짜라고 말하는 것이 아니다. 단지 '죽음의 이미지'는 '만들어진 것'이라는 점을 강조하고 싶은 거다.

이 이미지는 어디에서 오는가? 결국 우리 사회가 만들어낸 것이다. 시대에 따라 문화에 따라 혹은 관습에 따라 죽음의 이미지는 변해왔다는 것이 그 증거다. 《주역》에 '정기가 물이 되고, 혼이 돌아다녀 변화한다. 이 때문에 귀신의 정상을 아는 것이다(精氣爲物 遊魂爲變 是故知鬼神之情狀)'라는 말이 있다. 사람이 죽으면 '혼'은 하늘로 돌아가고, '백'은 땅으로 돌아간다고 본 것이다. 흔히 잘 쓰는 말 중에 '혼비백산魂飛魄散'이라는 말이 있다. 우리의 몸은 정신인 혼과 육체인 백으로 이루어져 있는데 죽으면 하나는 승천하여 양으로서 신이 되고, 하나는 땅으로 내려가서 음으로 귀가 된다는 것이다. 결국 여기서 '귀신'이란 말도 나온 셈이다.

《성경》의 〈전도서〉에도 비슷한 이야기가 나온다. '해는 떴다가 지며 그 떴던 곳으로 돌아가고 바람은 남으로 불다가 북으로 돌이키며 이리 돌며 저리 돌아 불던 곳으로 돌아가고'라는 매우 시적인 표현에서, 삶이 여기서 끝나는 것이 아니라 '처음(근원)으로 돌아간다'는 통찰을 엿볼 수 있다.

소크라테스조차 죽음에 대해 명언을 남겼다. 그는 사형당하기 직전, "그러나 우리 앞에 (삶과 죽음) 어느 쪽이 더 좋은 것이 기다리고 있는지는 누구도 분명히 알 수 없을 것입니다"라 했다. 소크라테스는 평소 '죽음이 다가올 때 죽기를 싫어하는 사람은 지혜를 사랑하는 사람이 아니고 육체를 사랑하거나 돈이나 권력을 사랑하는 사람이며 그런 의미로 철학이란 바로 죽는 연습'이라고 가르쳤다고 한다.

암 치료 전문의가 할 일 중 하나는 환자들에게 죽는 연습을 지도하는 일일 것이다.

그렇다면 죽음을 대하는 우리의 모습은 어떤가? 오히려 문명화된 사회일수록 죽음을 터부시하는 경향이 농후하다. 현실은 그렇지 않은데도 '즐겁고 활기찬 삶'을 위해 총력전을 펼친다. TV 광고 몇 편만 봐도 잘 알 수 있다. 미래는 과대 포장된다. 아마도 지금의 우리 사회는 그 어떤 사회보다 육체를 사랑하고 돈과 권력을 사랑하는 사회라 할 것이다. 사정이 이러하니 어느덧 우리 사회에서 '죽음'은 감추고 숨겨야 할 대상이 되었다. '이 좋은 세상을 다 누리지 못하고 죽은 사람만 손해'라는 셈법을 공공연히 확산시키는 사회에서 '죽음'의 존엄성이 설 자리는 없다.

이런 사회에서 우리는 타인의 죽음으로부터 '박탈'과 '소외'의 이미지를 배우고 새긴다. 그러다 사고를 당하거나 질병에 걸려 나의 죽음에 직면하게 되면 격렬하게 저항한다. 생명의 존엄성에 대해 새기고 그 생명의 소중함을 깨달으며 그것을 아름답게 보듬기보다는 소외된다는 분노와 억울함이 사람을 지배하게 되는 것이다.

심장엔 수많은 혈관이 있다. 생명의 젖줄이라 할 만하다. 그 혈관의 지름 가운데 가장 큰 것이 4밀리미터 정도다. 이것이 막히면 그냥 죽는다. 목숨의 거창함이 단지 약하디 약한 4밀리미터 혈관에 달렸다는 말이다. 우리나라에서는 1년에 1만 명 정도가 교통사고로 사망한다. 그냥 길 가다가 죽는 경우다. 심장마비로 갑자기 세상을 뜨는 경우도 많다. 죽음은 예측할 수 없다. 사망률은 사회적인 것이지 개인적인 것이 아니다. 사망률이 아무리 낮은 사회일지라도 죽는 당사자에겐 100퍼센트의 사망률만 존재할 뿐이다. 1퍼센트짜리 죽음은 없다.

지금 아무리 멀쩡하게 살아 있는 사람이라도 죽음을 준비하고 있어야 한다. 타인의 죽음을 통해 우리는 죽음을 경험하지만 죽음은 철저하게 개인적인 것이다. 우리 사회가 죽음의 존엄성을 무시하고 애써 감추려 한다 해도, 죽음을 준비하는 개인들만이라도 여기서 벗어나야 한다. 누구나 한 번은 죽게 마련이며 그 죽음을 준비한다는 것은 숭고한 일이기 때문이다.

환자 중에 예순 나이의 폐암 환자 한 분이 계셨다. 자제들이 효자로 소문난 분들이어서 병원에 열심히 모시고 다니면서 팔방으로 노력한 결과 3년의 투병 생활 만에 암이 완전히 없어져서 보이지 않게 되었다. 초기 폐암에 매우 효과적인 사이버나이프 시술을 했기에 항암제 투여와 외과 수술을 하지 않을 수 있었고 환자는 큰 후유증 없이 건강을 되찾았다. 가족들은 너무 좋아했다. 하지만 그렇게 완치 판정을 받은 후 며칠 되지 않아 집 근처에 새벽 운동을 나가셨다가, 그만 어이없는 교통사고로 돌아가시고 말았다.

이 일은 의사로서도 많은 것을 생각하게 만들었다. 폐암이 다 낫지 않아 운동 다니실 정도가 안 되었다면 교통사고도 당하지 않았을 것이다. 죽음은 이렇듯 느닷없고 갑작스럽다. 예측 또한 불가능하다. 엄밀히 말하면 죽음은 의사의 치료 영역도 아니고 환자가 고민해도 아무 결과도 얻을 수 없는 미지의 영역이다. 그런데 의사도 환자도 죽음을 걱정한다. 걱정해도 소용없는 미래의 죽음을 생각하기보다는 현재 암환자로서의 삶을 더 고민하면 좋겠다.

암 판정을 받아 죽음에 대해 생각할 시간을 갖고 그것을 잘 극복할 수 있다면, 그게 최선의 길일 수 있다. 거듭 말하지만 암은 단지 죽는 방법 중 하나일 뿐이다. 암에 걸렸다 해서 다른 사람보다 더 비참하게, 혹은 일찍 죽는다는 생각은 이제 버려야 한다. 이런 생각으로 죽음에 대한 공포를 더 키우고자 한다면 그래서 더 절망하고 만다면, 우리 사회가 왜곡시켜놓은 죽음 문화로부터 어처구니없는 죽임을 당하고 마는 셈이다. 이것만은 피해야 한다.

이런 의미에서 때로 어떤 의사는 살인자가 될 수 있다. 사기 이력으로 입학하는 의과대학 학생들이 생기고, 교수들의 인성이나 철학을 의심할 만한 사건들이 벌어지는 것을 보면 점차 그러한 살인자 숫자가 증가하는 것 같아 걱정이다.

잘 죽는 사람이
진정 행복한 사람이다

두경부암 환자가 한 분 계셨다. 신림동에서 선조부터 농사를 짓던 분이었다. 신림동은 과거에는 서울 근교의 시골이자 관악산 자락의 산골이었다. 조상 대대로 물려받은 땅에서 두 아들과 함께 대가족을 이뤄 농사지어 먹으며 남부럽지 않게 잘 살았다. 그러던 어느 날, 박정희 장군이 쿠데타를 일으켜 정권을 잡더니 세상이 변했다. 관악산 자락에 서울대학교가 이전해 들어왔고 신당동을 개발해 하루아침에 산골 농지가 도시가 돼버린 것이다. 농지가 순식간에 금싸라기 땅으로 변해 벼락부자가 된 이분은 남들이 하는 대로 빌딩을 올렸다. 큰아들은 농사지을 필요도 없이 빌딩 관리만 잘하면 돈이 들어오니, 얼마 안 가 여자와 도박에 미쳐 분란만 일으켰고, 골프 연습장을 차린 둘째 아들도 스포츠카를 타고 여자들과 놀러 다니느라 정신이 없었다. 수백 년 조용히 이어온 농가 집안이 십수 년 만에 풍비박산이 난 것이다. 그 와중에 아버지가 암에 걸려 입원하자 빌딩 가진 큰아들과 골프장 가진 작은아들이 서로 깡패까지 동원한 유산 싸움을 벌이기에 이르렀다. 농부 아버지는 암과 싸우는 것도 힘든데 아들들과 재산 싸움까지 하게 되었고 죽는 날까지 재산 걱정, 애들 걱정, 손자 걱정하시다 돌아가셨다. 그것도 아무도 돌보지 않는 중환자실의 하얀 시트 위에서 쓸쓸히 돌아가셨다.

신림동이 개발되지 않았으면 이 노인은 평생 두 아들과 오순도순 농사를 지으며 잘살다 가셨을지도 모른다. 사람 앞날에 무슨 일이 일어날지는 아무도 모른다. 지금은 다 잘될 것 같지만 언젠가 큰 아픔을 맛볼 수 있으며, 지금 당장은 모든 것이 끝처럼 보이고 막막한 절망이 앞을 막고 있다 하더라도 금방 또 좋은 날이 올 것이다. 터널에 들어서면 그 아무리 긴 터널이라도 언젠가 맞은 편 입구가 나오게 마련이다. 그러니 인생 경주 그렇게 목매고 살 일 아니다.

암도 이와 같다. 건강을 장담할 수 있는 사람 누구도 없는 것처럼, 암 판정을 받았다고 모든 것이 끝나는 것은 아니다. 나는 환자들에게 평상심을 찾을 것을 늘 주문한다. 인생은 죽음을 향해 직선으로 항해하는 배와 같다. 암초도 만나고 풍랑도 만나지만 어쨌든 우리는 이 항해를 다 마쳐야 한다. 그런데 선장이 망망대해가 무서워서 창문도 없는 선실에 틀어박혀 눈 가리고 귀 막고 있으면 어떻게 되겠는가?

주변엔 암 판정을 받고도 거뜬히 암을 이겨낸 환자들도 많다. 그것만 봐도 우리에겐 희망이 있으려니와, 오히려 우리는 암과 더불어 여생을 소중히 살다 가신 분들에게서 더 많은 것을 배우기도 한다.

한번은 절친한 친구가 아버님을 모시고 병원으로 날 찾아왔다. 어릴 때부터 잘 알고 지낸 분인지라 아버님은 날 보자 매우 좋아하시며 안심하셨다. 검사해보니 간암이었다. 아버님은 이미 내 얼굴만 보고도 치료 시기가 늦은 것을 아신 듯했다. 일단 집에 가서 몇 가지 정리한 후 다시 올라오마 하시곤 집에 내려가신 얼마 후 돌아가셨다. 집에 가신 그 길로 아버님은 여러 가지 사회적 경제적 뒷자리를 정리하셨다고 한다. 걱정하는 가족들을 오히려 위로하며 평화로운 얼굴로 가족을 모아 놓고 유산 정리를 깨끗이 하시면서 유언도 남기셨다고 한다. 그러고는 1주일 후에 주무시다가 다시는 깨어나지 않으셨다고 한다.

사실 죽음만큼 성스러운 통과제의도 없다. 인류의 역사나 문화를 갈음해보면, 우리는 죽음을 통해 다른 세계로 새롭게 나아간다는 종교적 믿음을 한 번도 저버린 적이 없다. 동서고금을 다 둘러봐도 그렇다. 그것을 거꾸로 해석하면 죽음은 생명의 마지막이기에 유한한 존재인 인간이 받아들이겐 너무 버거운 것이라는 의미이기도 하다. 더구나 자신의 죽음보다 타인의 죽음이 앞서는 상황에서 '죽음'의 성격을 두고 내리는 온갖 정의는 '살아 있는 자의 희망'일 확률이 높다. 그러나 타인의 죽음을 보면서 '나의 죽음'을 한 번쯤은 반드시 생각해봐야 한다. 아무리 아등바등해도 우리는 어쨌든 결국엔 죽기 때문인데, 그렇게 자신의 죽음을 머릿속에 그려보면서 조용히 묵상해보는 것이야말로 어쩌면 삶을 더 아름답게 만드는 최고의 방법이기 때문이다.

옛날 선비들은 자신의 묏자리를 직접 보러 다니기도 했고, 집안에 나이 든 어른이 계시면 좋은 수의를 미리 마련해두는 것을 효도의 한 가지라고도 여겼기에 그 전통은 아직 우리 사회에 남아 있다. 산업화가 진행되고 인구가 많아지자 이런 것들을 모두 허례허식으로 치부해서 장례 문화도 대폭 간소화되었지만, 죽음을 대하는 '정신'까지 모조리 없애버린 것은 아닌가 하는 생각이 들 때가 많다.

불교에선 죽는 순간을 매우 소중하게 여긴다. 정신을 똑바로 차리지 않으면 염라대왕의 포졸들이 죽은 사람을 이리 휘두르고 저리 휘둘러서 윤회의 수레바퀴로 아무렇게나 던져버린다는 것이다. 그래서 고승들은 죽는 날을 미리 알아서 그날 아침 몸을 깨끗이 씻고 먹지도 않은 채 이승에서의 마지막 가르침을 남긴 후 홀로 조용히 입적한다고 한다.

오대산 상원사의 성보박물관에 가보면 아주 생생한 사진 한 장이 전시돼 있다. 불자에겐 수십 권의 경전보다 더 값지고 수만 마디 설법보다 더 큰 깨달음을 가져다주는 사진이다. 1951년 상원사에서 입적하신 한암 선사의 죽음의 순간을 한 종군 기자가 기록한 사진인데, 장삼을 곱게 걸치고서 '앉은 채' 돌아가신 선사의 평화로운 모습이 흑백 사진 속에 잘 담겨 있다. 이른바 '좌탈입망'이라 불리는 죽음의 최고 경지를 실제로 보여주신 셈이다.

죽음이 주는 어떤 공포도 선사의 정진을 방해하지 못했다. 병원의 하얀 시트에 누워 주삿바늘을 꽂은 채 한 많은 세월을 남기고 떠나가는 우리 보통사람과는 달라도 너무 다르겠지만, 무엇이 선사에게 그토록 아름다운 죽음을 맞이하게 만들었는지 한번은 생각해 봄 직하다.

전해들은 또 다른 아름다운 죽음은, 평생을 종교 간의 대화에 앞장섰던 신학자 변선환 박사의 죽음이다. 1995년 임종을 맞으면서 며칠 뒤 일본에서 열리는 세미나에 발표할 원고를 손보다가 책상에 앉은 채로 돌아가셨다고 한다. 학자로서 맞이할 수 있는 가장 아름다운 죽음이라 할 만하다.

의사인 나는 어떻게 죽게 될까? 말은 이렇게 하지만 자신이 없다. 나 역시 나약한 인간이기에 그렇다. 평소에 화두로 정해놓고 늘 자신을 돌아봐야 할 일이다.

어떻게 죽느냐는 정말 중요하다. 평소에 죽는 훈련이라도 해야 한다. 그렇지 않으면 죽음은 너무나 허망하게 한 사람의 평생을 속절없는 것으로 만들기 때문이다. 암 판정을 받는 순간 누구나 죽음을 떠올리겠지만, 역설적으로 그 순간은 바로 새로운 삶을 기획할 수 있는 복 받는 순간이기도 하다. 암이 하루아침에 삶을 앗아가진 않기 때문이다. 적어도 얼마간의 시간이 있을뿐더러 평상심을 되찾아 잘 대처하면 완치할 길도 많다. 무엇보다 그것을 죽느냐 사느냐 결과의 문제가 아니라 삶을 돌아보고 죽음을 준비하는 '삶의 과정'으로, 자신의 문제로 바라볼 수 있다면 그 사람의 단 몇 달이 다른 이들의 몇 년보다 훨씬 값어치 있는 삶이 될 수 있기에 더욱 그렇다.

삶을 정리하면서, 가족과 가까운 사람들에게 그동안 보여준 사랑에 감사의 인사를 전하고, 소중한 인연을 고맙게 여기며 삶의 마지막을 평화롭게 마무리할 수 있는 사람이 진정 행복한 사람이다. 이런 분들은 오히려 가족을 위로하고 먼 곳으로 여행을 떠나는 사람처럼, 언젠가 또 볼 것이라는 믿음을 남기려고 애쓴다. 위로받는 것은 오히려 남겨진 사람들이다. 죽음에 직면해 이런 심성을 가질 수 있다면 그는 분명히 삶도 아름답게 산 사람이다.

우리 사회에 만연해 있는 암에 대한 과장된 공포는 아름다운 죽음을 방해하고 있다. 또한 죽음의 문화를 외면하고 터부시하는 사회 분위기도 인간의 존엄성이 설 자리를 잃게 만들고 있다. 그래서 가끔은 어이없는 일이 일어나기도 한다.

주변을 돌아보면 실제로 암 완치 후에 자살하는 사람도 많다. 오로지 암 치료에만 매달려 투쟁으로 부딪혀온 사람에겐 그 자체가 너무나 큰 고통이 된다. 후유증도 만만치 않다. 심리적으로도 그렇고 가족과의 관계도 그렇고 사회 경제적 후유증도 크다.

40대 가장이 폐암에 걸려 병원을 찾았다. 금슬 좋은 아내와 두 아이와 함께 조그만 아파트에서 살던 착실한 직장인이었다. 폐암 판정을 받고 치료에 들어갔다. 살던 집을 치료비로 팔았다. 3년을 치료하면서 직장에서 퇴직 당했고 치료가 길어지면서 월세 방을 전전하게 되었다. 생활고에 시달린 부인은 도망가고 아이들은 친척집에 맡겨졌다. 그 즈음에 병세가 좋아져 완치 판정을 받았다. 그러나 집도 없고 가족도 떠난 환자는 지하철역에서 노숙하다가 얼어 죽고 말았다.

완치 판정을 했을 때는 의사로서 말할 수 없는 보람을 느끼며 스스로 뿌듯해했던 나였지만 그 후 그렇게 된 소식을 전해들은 순간, 망연자실할 수밖에 없었다. 인간의 운명은 신의 영역이라는 생각을 하지 않을 수 없었다. 나를 만났을 때 이미 치료시기를 놓친 상황이었더라면 차라리 좋았을 것을. 그랬다면 적어도 그는 따뜻한 가족의 품에서 숨을 거뒀을 것이다.

　죽음은 잔인하다. 일말의 여지도 남기지 않는 게 죽음의 도리다. 그러나 그것은 전적으로 우리 인생의 피할 수 없는 한 부분이다. 그렇다면, 지금보다 조금은 더 겸허하게 죽음을 이해하고 나의 죽음을 준비하는 것이 삶을 더 행복하게 사는 방법이다. 누구나 죽지만 어떻게 죽느냐는 어떻게 사느냐와 맞물려 너무나 중요한 문제이기에 그렇다.

우리에겐 비참하게 죽지 않을
권리가 있다

회사에서 한참을 일과 씨름하고 있노라면 어느덧 속이 쓰리다. 애들 성적이 나빠 그런가 하고 생각한다. 퇴근해 길에 나서니 온종일 받은 스트레스에 술 한 잔 안 할 수 없어 또 술을 마신다. 다음 날 아침 쓰린 속을 움켜쥐고 출근해 우유 한 잔 쭉 마시니 속이 좀 풀리는 것 같다. 그러나 조금 있다가 다시 속이 더부룩하다. 회사 일이 잘 안 돼 그렇다고 생각하다 약국에서 이것저것 제일 비싼 걸로 소화제며 피로회복제를 털어 넣는다. 그래도 오후만 되면 몸이 천근만근이다. 일에도 집중이 잘 안 된다. 답답해서 주말에 점쟁이에게 가본다. 삼재가 들어서 그렇다고 해서 복채 내놓고 부적 하나 써 왔는데도 속은 계속 쓰리다. 건강 진단을 받을까 생각해보지만 무섭기도 하고 별일 아닐 거라 태연한 척 그냥 지내기로 한다. 이제 속이 쓰린 것을 지나 심한 통증이 찾아온다. 한의원에 가서 침 맞고 보약을 지어 먹는다. 잠시 좋아진 것 같아 친구들 불러서 술 한번 거하게 먹는다.

아침에 일어나 화장실에 앉았는데, 참을 수 없을 만큼 배가 아프다. 회사에 전화해놓고 어쩔 수 없이 병원에 간다. 접수해서 기다리고, 진찰실 밖에서 또 기다리다 의사를 만나니 한번 검사해보잔다. 가운 입고 이리저리 끌려다닌다. 다시는 오지 않겠다고 이를 갈면서 그 괴로운 내시경 검사까지 다 받는다. 병원 직원들이 짐짝처럼 취급해도 꾹 참는다. 집으로 돌아왔지만 일도 손에 잡히지 않고 밥맛도 없다. 별일 없을 거라 생각하며 술로 마음을 달랜다.

쓰린 속은 나아지지 않았는데, 한 달이 지났다. 검사 결과를 보러 병원에 가니 의사가 암이라고 한다. 정신이 아득해진다. 걱정할까 봐 가족에게 말도 못하고 고민하고 고민하며 인터넷만 열심히 뒤져본다. 무시무시한 후유증부터 눈에 띈다. 밥도 먹지 못하고 고민만 하다가 아는 사람이 수술 안 하고 치료하는 데 있다고 하자, 그제야 가족에게 알리고 수술 없이도 나을 수 있다는 곳으로 치료받으러 간다고 한다. 증상이 준 것도 같고 아픈 것도 나은 것 같다. 그러나 그동안 암은 계속 자라 현대의학으로는 치료가 어려울 정도가 되고 만다. 병원에선 이제 수술도 못 하겠다고 한다. 이것저것 먹으면 암이 낫는다는 약을 사들이기 시작한다. 통장이 바닥을 보일 때까지 사서 먹어보지만 낫지 않는다.

이제 정말 큰일 났구나 싶어 다 포기하고 우리나라에서 제일 비싸다는 병원의 문을 두드린다. 번쩍번쩍한 병원 로비에서 한참을 기다리다 의사를 만난다. 의사는 일단 검사해야 하니 입원부터 하라고 한다. 환자복으로 갈아입고 병원을 순회한다. 듣도 보도 못한 검사란 검사들이 기다리고 있다. 하지만 혹시나 하는 마음에 병원에서 시키는 대로 다 하는 수밖에 없다.

잘 알다시피 암환자가 초진 환자로 병원을 찾았을 때 병원에서 내는 수익이 가장 많다. 대부분 수익이 이때 발생하고 환자도 이때 지출이 가장 많다. 각종 검사비가 많이 들기 때문이다. 지푸라기 잡는 심정에 그 숱한 검사를 다 받았는데 의사는 검사 결과 암이 번져 완치할 수 없겠다고 한다. 말기암인 것을 알면서도 대증요법이나 항암제나 하자고 한다. 그냥 보내면 검사만 하고 치료 안 해준다고 할 테고, 한편으론 환자에게 미안하기도 해서 의사는 해보는 데까지 해보자고 환자를 설득한다. 이미 공포에 질린 환자는 제일 좋은 항암제 써달라고 촌지까지 내고 치료를 받는다. 물론 예상대로 완치되지 않는다. 의사는 항암제는 잘 들지 않으므로 신약 임상시험을 해보자고 제안한다. 그런데 이번엔 무료다. 환자 처지에서는 정말 고마운 일이 아닐 수 없다.

제약회사가 병원에 환자 수만큼 수백만 원씩 내어 병원으로서는 매우 큰 수입이 되므로 병원에선 이러한 임상시험을 적극적으로 권장한다. 담당 의사도 학문적 경제적 이득이 있으므로 환자에게 해보자 권한다. 돈도 다 떨어져 가는 환자는 기적을 바랄 수밖에 없기에 임상시험에 응한다. 물론 대부분 환자는 또다시 무척 고생하지만, 완치는 되지 않는다. 제약회사는 이 임상시험비를 비용으로 처리하여 약값 올릴 근거를 마련한다. 임상시험을 통해 제약회사, 병원 그리고 의사는 확실히 이익을 보고 환자는 대부분 손해만 본다. 일종의 땅 짚고 헤엄치는 가장 안전한 의료 수익의 방법이기도 하다. 근래에 와서는 정부까지 나서 대부분의 항암제에 대해 강력하게 임상시험을 요구한다. 이미 선진국에서 임상시험을 완료한 항암제도 수입할 때는 반드시 국내 임상시험을 해야만 판매할 수 있도록 한 것이다. 눈 가리고 아웅 하는 셈이다.

병원에서는 몇 번 항암제 써주고 신약 임상시험까지 했지만 차도가 없으므로 더는 치료 못 해준다며 그만 퇴원해 집에 가라고 한다. 허탈한 마음으로 병원에서 나와 다시 암을 전문으로 한다는 한의원의 문을 두드린다. 침 맞고 보약 먹고 또 할 것 다해보지만 물론 차도가 없다. 큰소리쳤던 한의사도 조심스럽게 완치는 어렵겠지만 이 약을 먹으면 진행을 어느 정도 막을 수 있다고 한다. 정말 앞이 캄캄해진다. 이대로 가는 것인가. 가족들은 병시중 드느라 지쳐 집안 분위기도 점점 험악해진다.

친척 중에 누군가 어떤 절에 가서 용한 스님을 만나 암을 고쳤다던데 찾아가보라 한다. 물어물어 찾아간 용한 스님은 만나자마자 약 보따리를 내놓는다. 목돈을 내고 약을 가져와 먹어보지만 소용없다. 나중에 알아보니 중국제 한약이다. 동네 복덕방 할아버지의 말을 듣고는 용하다는 무당을 찾아가 굿을 해본다. 물론 무당과 복덕방 할아버지 사이에는 금품이 오간 지 오래일 것이다. 몸은 점점 야위어가고 죽음의 공포가 순간순간 찾아오고 이제 억울하다는 생각만 머릿속에 가득해 주위 사람들에게 화만 내는 자신을 발견한다.

교회 다니는 옆집 아주머니가 목사님을 소개해 짐을 싸 기도원에 들어가 안수 받고 철야 예배에 참석도 해본다. 힘든 철야 기도에 몸은 더 나빠져 이제는 일어날 수도 없게 돼 이대로 죽는구나 싶지만 너무도 살고 싶기에 부인 손을 붙들고 살려달라 애원한다. 부인도 이대로는 보낼 수 없기에 마지막으로 암만 치료한다는 대체 의학 의사를 찾아가거나 외국에서 수입한 비싼 면역치료제를 맞아보게 하지만 효과가 없다. 직장 잃고 재산 잃고 가까운 친구들에게 돈까지 빌려 썼는데 병은 점점 심해진다.

암 치료 제대로 한 번 받지 못하고 진통제 부작용으로 정신이 혼미한 상황에서 너무나 고통스러운 나머지 환자는 모든 것을 포기하고 만다. 마음을 내려놓자마자 몸 상태는 더 나빠져 제일 비싸다는 병원의 응급실로 실려간다. 응급실에서 며칠 대기하다 중환자실로 옮기고 하루 두 번 면회 시간에만 간신히 가족의 얼굴을 보다가 며칠 못 가 혼자 쓸쓸히 튜브 여러 개 꽂은 채 죽음을 맞이한다.

* * *

조금은 거칠게 설명한 면이 없지 않지만, 이런 사례는 대개 우리나라의 암환자가 겪게 되는 일반적인 상황이다. 통계청은 2018년 한 해에 암으로 사망한 환자가 전체 사망자 수의 25퍼센트를 차지한다고 발표했다. 이 통계는 암 발병 환자가 사망에 이르렀을 때 그 원인을 암으로 단정 짓기 때문에 실제 직접적인 사망 원인으로서의 통계로 인정하긴 어렵지만, 적어도 암의 발병 빈도와 그 환자들의 사망 가능성이 매우 크다는 점은 잘 보여주고 있다.

암의 완치율이 점점 올라가는 현실에서도 암 발병은 곧 죽음이라는 사회적 인식은 환자 개인을 너무나 힘들게 만든다. 교육 수준에 따라, 사는 지역의 의료 인프라에 따라 개인이 받는 고통의 질이 달라지는 것도 문제지만 '암에 걸리면 곧 죽는다'는 인식이 바뀌지 않는 한, 많은 환자가 앞의 경우를 얼마든지 반복할 수 있을 것이다.

정말로 암에 걸리면 죽는다는 것이 기정사실이라면 의사들은 환자를 치료할 것이 아니라 "암에 걸리셨으니, 집으로 돌아가

셔서 재산을 정리하고 여행 다니시면서 맛있는 것 드시고 나머지 인생을 행복하게 살다 가시기 바랍니다"하고 솔직하게 말해주는 것도 나쁘지 않을 것이다. 말기암 환자의 경우, 어떤 면에서는 의사로서 의학적으로 이렇게 말하는 것이 정직하다. 치명적인 말기암으로 더는 손 쓸 수 없는 상황이라면 잘 죽을 수 있도록 돕는 것이 옳은 길이다. 고의적이든 고의적이 아니든, 암에 대한 공포를 키워서 병원에 돈과 시간을 갖다바치게 하는 것은 옳지 않다.

거듭 이야기하지만, 인간이라면 비참하게 죽지 않을 권리가 있다. 암환자는 대부분 비참한 최후를 맞이하게 된다. 환자들이 암에 대해 무지한 채로 공포에 지배당한 나머지 왜곡된 희망을 품기 때문이다. 희망은 아름다운 삶과 그 아름다운 삶을 잘 마무리하는 평화로운 죽음을 준비하는 희망이 되어야 한다. 그저 좀 더 살 수 있기만을 바라는 막무가내의 희망은 자신은 물론 가족의 삶마저도 파괴해버리고 만다. 그렇게 다 파괴된 상태에서 최후를 맞는다면 그보다 불행한 죽음은 또 없을 것이다.

다시 한 번 이야기하지만, 암환자는 암으로 죽지 않는다. 결코 억지가 아니다. 내가 경험한 사실 그대로다. 암환자를 죽이는 것은 공포이고 무지이고 절망이다. 암은 무서운 병임엔 틀림없지만 그것 때문에 우리가 비참하게 죽어갈 필요는 결코 없다. 현대

의학으로 암은 충분히 관리할 수 있고 어떤 암들은 완치할 수 있으며, 말기암이라 하더라도 체질이나 병세에 따라 조용히 암과 더불어 수년의 삶을 더 영위할 수도 있다. 무엇보다 '현대의학이 암을 관리할 수 있다'는 말의 의미는, 암 때문에 생체 기능이 떨어져 급작스러운 죽음을 맞는 경우라도, 충분히 그것을 예측할 수 있으니 환자 스스로 평화롭고 아름다운 죽음을 준비하도록 도울 수 있다는 뜻이기도 하다.

2

암환자는
암으로
죽지 않는다

그래 봐야
겨우 10그램짜리다

그렇다면 암이란 무엇일까. 너무나도 많은 정보가 서점과 인터넷에 떠돌고 있지만 그것으로는 부족하다. 대부분의 암 정보들이 지닌 함정은 '암 공포의 확산'에 이바지한다는 것이다.

세상의 모든 정보는 전적으로 객관적이지 않다. 어느 날, 와인이 몸 어디 어디에 좋으며 어떤 병을 예방하고 얼마나 자주 먹으면 좋은지를 알리는 신문기사나 방송 뉴스가 났다고 하자. 이 정보는 얼마나 객관적일까. 정보 자체는 이름 있는 연구소에서 연구 결과로 발표된 적이 있을 것이다. 적어도 세계적으로 수많은 나라의 연구소에서 연구했을 것이므로 크게 틀리지는 않을 것이다. 그러나 어떤 시점에서 어떤 정보가 어떻게 제공되는가 하는 것을 살펴보면 그 뒤엔 언제나 의도가 숨겨져 있게 마련이다. 알게 모르게 그 시점에서 와인 수입업자의 언론 로비가 있었을 가능성이 짙다. 와인이 심장에 좋다는 연구보고는 알코올을 제거한 무알콜 와인으로 실험한 결과다. 무알코올이라는 단어는 슬쩍 감추고 와인만 드러내 보여주는 것이다. 그래서 심장이 나쁜 분들이 오늘도 와인을 즐기고 있는 것이다. 행여 이것뿐이겠는가. 동북아시아의 군사력 균형에 관한 뉴스가 나오면 어김없이 며칠 뒤엔 최신 무기 수입 결정이 뒤따른다.

암에 관한 정보도 이와 별반 다르지 않다. 암에 관한 정보 중에 가장 큰 부분을 차지하는 것이 바로 통계다. 한국인 10만 명 중 몇 명이 암으로 죽는가 하는 것이 언제나 암 정보의 중심에 있다. 너도 나도 암에 걸릴 준비가 되어 있으니 자나 깨나 걱정하며 살라는 정보다. 여기에 관련된 곳은 참으로 많다. 암의 공포가 커질수록 병원의 조기암 진단 센터 신축은 늘어난다. 보험사의 보험 상품은 암이 들어가야 베스트셀러가 된다. 제약회사의 경우는 말할 것도 없고, 어느 어느 식품에 항암물질이 많이 들어 있다는 뉴스는 농가의 농산물 출하시기를 조절하게까지 만든다.

암에 대한 정보가 암을 올바로 이해하고 암에 의한 피해를 줄이는 데 도움을 준다면 아무리 넘쳐나도 좋겠지만 그러나 공포를 확산시켜, 서민의 지갑을 열게 만드는 데 쓰인다면 그것은 옳지 않다.

무엇보다 우리는 암에 대해 지금보다 좀 더 잘 알아야 한다. 그렇다 해서 이 책 한 권에 암에 대한 모든 것을 담았다는 얘기는 아니다. 단지 암이란 우리가 생각하는 것처럼 속절없이 죽음을 불러오는 저승사자가 아니라는 것을 서로 이해할 수 있다면 그것으로 족하다. 그래서 암에 의연하게 대처할 수 있는 사람들이 조금이나마 늘었으면 하는 바람이다.

암은 하늘에서 어느 날 뚝 떨어진 UFO 같은 것이 아니다. 독일 의사 라이츠는 《세포들의 반란》이라는 책에서 암이 이미 500만 년 전부터 존재했다고 말한다. 암은 인간만이 가진 병이 아니며 다세포 고등생물은 모두 걸릴 수 있는 병이라는 것이다. 진화 단계가 높을수록 암 발병 빈도가 높고 심지어 공룡도 골수암이나 혈관종으로 고생했다고 한다. 사실이 이러하니 인류의 조상인 오스트랄로피테쿠스나 호모 사피엔스의 화석에서 암의 흔적을 발견하는 것은 그리 어렵지 않았을 것이다.

중국 고대 문헌에는 오늘날까지도 중국인들이 잘 걸리는 후두암과 식도암에 대한 기록이 남아 있다 하고 히포크라테스는 '신체의 잘 보이지 않는 곳의 암은 손대지 않는 것이 더 현명하다. 만약 뭔가 조치를 한다면 환자는 곧 죽을 수 있고 그냥 놔둔다면 손

델 때보다 조금 더 오래 살 수 있기 때문이다'라는 말을 남겼다고 하니 암은 인류의 역사 이전부터 함께한 생명 활동의 동반자라 할 것이다.

암에 대해 호들갑을 떠는 것은 사실 우리 시대만 그런 것이 아니다. 어느 시대고 암은 존재했고 또 무서운 질병으로 사람들의 골치를 썩여온 공공의 적이었다. 19세기 말, 마리 퀴리가 원소번호 88번인 라듐을 발견했을 때 사람들은 이 라듐이 인류의 모든 문제를 해결해줄 것이라 믿었다. 라듐으로 에너지 문제를 해결하고 라듐으로 금을 만들 수도 있으며 모든 병을 치료할 수 있다고도 믿기 시작했다. 언론에서 이 기적의 물질을 계속 보도하자, 급기야 라듐이 암을 치료할 수 있겠고 믿은 의사들이 비싼 돈을 받고 라듐 광선을 환자에게 쐬주기 시작했다. 핵의학이 발전하기 수십 년 전의 일이었으므로, 의사나 암환자나 라듐이 무엇인지도 모른 채 너도나도 라듐을 이용했다. 물론 과학적 근거도 전혀 없었고 많은 사람이 방사능에 노출돼 심한 경우 생명을 잃기도 했다. 이 라듐 소동은 과학이 발전한 1930년대에 이르러서야 끝이 났다. 암에 대한 공포가 사람을 얼마나 어리석게 만드는지 보여주는 사례지만, 지금이라고 크게 다르지 않다.

조금만 둘러보면 암의 만병통치약이라고 버젓이 선전하는 광고를 접할 수 있다. 100년 전엔 라듐을 만병통치약이라고 선전했다. 지금은 종류도 다양하고 앞에 붙이는 이름도 온갖 미사여구로 꾸

며진다. 암이 스스로 그만두지 않는 한 이러한 만병통치약의 등장 또한 멈추지 않을 것이다.

다시 이야기를 돌리면, 암은 인류보다 더 오래된 존재다. 인류의 역사는 겨우 10만 년 남짓하지만 암의 역사는 500만 년이나 된다. 그러니 단순한 역사를 비교하더라도 인류가 암을 완전히 정복하기란 쉽지 않은 일이다. 현재까지 밝혀진 암의 종류만도 200가지가 넘는다. 암의 역사를 500만 년이라고 한다면 10만 년 동안, 그것도 암을 다룰 수 있게 된 최근 몇십 년 안에 발병한 암을 가지고 암 전체를 말한다는 것은, 태양계를 놓고 우주 전체를 이해했다는 것과 같은 말일지도 모른다. 100만 년마다 한 번씩 발병하는 암이 있다면, 우리는 그것이 나타나는 순간 '새로운 인류의 적'으로 간주해 신종 질병이라 이름 붙일 것이다.

상황이 이러하니 암의 입장에서 보면 우리 몸은 잠시 빌리는 셋방일지도 모른다. 정상세포의 입장에서 자꾸 '돌연변이'나 '초대하지 않는 손님'이라 부르는 것도 대단히 불쾌할 것이다. 암이 단순히 생명을 공격하는가? 아니면 거대한 생명의 흐름에 우리가 알지 못하는 모종의 역할을 수행하고 있는 것인가? 하는 문제는 의학 문제가 아니라 과학철학의 문제이기에 여기서 더는 다룰 수 없지만 암을 우리가 속한 생명 세계의 동반자로 인식하는 것까진 필요할 듯싶다. 그래야 암에 대해 냉정한 자세를 유지할 수 있을 것이다. 극도로 미워할 필요도 없고, 그렇다고 모른 척할 필요도 없다. 암을 있는 그대로 이해하고 우리가 처한 상황을 조금씩 나아지게 하려는 태도를 보이면 암은 암대로 우리는 우리대로 서로 조금씩 양보하는 하나의 평화의 지대를 만들 수도 있을 것이다.

암에 대한 가장 큰 오해는 암은 거의 유전이라서 걸릴 환자만 걸리고 나머지는 암 근처에도 가지 않는다고 믿는 것이다. 이건 정말 오해다. 우리 몸이 세포로 구성되어 있고 세포활동을 하는 한, 누구나 암에 걸릴 수 있다. 좀 더 정확하게 말하면 우리는 모두가 매일 암에 걸린다.

사람은 보통 60조 개의 세포로 이뤄져 있다. 세포의 종류도 다양해서 현재까지 200종의 세포가 밝혀졌다. 이들 세포 중에는 한번 형성되면 개체가 죽는 날까지 살아 있는 세포가 있는가 하면 태어났다가 며칠 만에 죽는 세포도 있다. 우리 몸은 이렇게 죽은 세포의 자리를 채우고자 새로운 세포를 만들어낸다. 건강한 어른이라면 하루 2조 개의 세포가 새롭게 태어난다. 그만큼의 숫자가 물론 죽는다. 몸에 문제가 생기면 즉시 활동하는 대식세포들도 있다. 뼈가 부러지면 뼈의 세포들은 부러진 부분에서 분열활동을 시작한다. 뼈가 다 붙으면 다시 대기 자세로 돌아간다. 이렇게 세포들은 기능에 따라 유기체의 생명 유지를 위해 자신의 임무를 수행한다.

이를 세포 주기라고도 하는데 이들 중 어떤 세포는 유전자의 손상으로 갑자기 자기 할 일을 잃어버리고 우왕좌왕하다가 세포 주기를 벗어나 암세포로 변해버리기도 한다.

정상인이라도 이런 세포가 하루에 수백 개 이상 몸 안에 생겨난다. 중학교에서 배운 대로 세포는 분열하는 것으로 자신의 삶을 유지한다. 몸에 생긴 이상세포는 일정 시간이 지나면 분열을 멈추고 죽어야 하는 원래의 운명을 거스르고 주변의 정상세포를 밀쳐내며 영양분을 빼앗아 무제한 분열을 시작한다. 이것이 바로 우리가 아는 암의 정체다.

이렇게 암세포가 등장하게 된 원인엔 여러 가지가 있다. 지금까지 알려진 것은 발암물질의 자극, 전자파 자극, 환경 호르몬, 화학물질의 침투, 방사선 노출, 바이러스 활동, 스트레스 등이 있다. 이러한 것에 자극을 받아 세포의 유전자 정보가 교란되어 끝내 세포가 길을 잃고 마는 것이다.

여기서 질문이 생긴다. 암세포가 매일 생겨난다면 우리는 왜 모두 암환자가 아닌가? 그것은 킬러세포 덕분이다. 50억 개에 이르는 킬러세포는 우리 몸에 침투한 다른 세포를 파괴하는 킬러티세포와 암세포를 융해해 죽이는 내추럴킬러세포(NK세포)로 구분되는데, 암세포는 우리 몸속에서 활동 중인 내추럴킬러세포에게 발견돼 생긴 지 얼마 안 가 살해당한다. 어렵사리 킬러세포의 공격을 이긴 암세포도 우리 몸 안의 면역력에 의해 대부분 제압당하고 만다. 이런 이유로 우리 몸에 하루에도 수백 개씩 생기는 암세포는 질병 수준의 암으로 발전하지 못하고 사라지는 것이다.

그러나 60조 개의 세포 가운데 궤도를 이탈한 세포 중에 킬러세포를 이기고 면역력도 이겨낸 세포가 있다면 여기서부터 문제가 심각해진다. 암세포는 지칠 줄 모르고 오로지 자신만을 위해 세포분열을 하는 존재다. 그러니 암세포 10만 개까지의 잠복암 상태에서 면역력과 전쟁에서 이겨내면 이제 비로소 본격적인 암으로 성장하게 된다. 보통 처음 세포 이상에서 진단이 가능한 시점까지는 2, 3년이 걸린다고 알려져 있다. 암세포가 위험한 것은 이것이 지칠 줄 모르고 분열하기 때문이다. 덩치가 계속 커지기 때문에 자리 잡은 곳에서 행패를 부리기 시작한다.

간암은 간의 혈액순환을 방해하고 전립선암은 소변 배출을 방해한다. 머지않아 다른 기관의 기능에도 간섭하기 시작한다. 뇌종양에 걸렸을 때 신체 마비가 오는 것은 종양이 신경에 압박을 가하기 때문이다. 또 뼈 안에서 자라는 암은 뼈를 부스러뜨리기도 한다. 보통 암이 자라서 이렇게 신체 기능 저하를 불러오게 될 때까지는 많은 시간이 걸린다. 다만 나이가 들수록 암세포의 분열도 늦어지기에 같은 종류의 암이라도 노인의 암과 젊은이의 암엔 차이가 있다.

암은 유전적 기질과 발암물질에의 노출 빈도 그리고 나이가 많을수록 걸리기 쉬운 것으로 알려져 있다. 유전은 가족력을 말한다. 가족 중에 암환자가 많을수록 암에 걸릴 확률이 높다고 봐야 한다. 가족 중에 암환자가 있다면 더 조심해야 한다. 그러나 확률이 높은 것이 그 자체로 유전에 의한 병으로 이어지는 것은 아니다. 생활환경과 식습관이 암을 유발시키기도 한다. 가장 잘 알려진 것이 흡연인데, 그렇다고 담배 피우는 사람이 암에 꼭 걸리고 그렇지 않은 사람은 암에서 안전하다는 것 또한 아니다. 이것도 어디까지나 확률이다. 발생 빈도가 높아진다는 뜻이다. 나이가 많을수록 암 발병 위험이 커지는 것은 나이가 들면 면역력이 떨어지기 때문이다.

우리는 모두가 암에 걸린다. 생명 활동을 하는 한 이를 겸허하게 받아들여야 한다. 그러나 우리 몸의 암은 대부분 자체 방어력에 의해 억제당한다. 이 난관을 통과한 암세포가 자라 암덩이가 될 때까지 세월이 필요하고 암덩이가 되고 나서도 생명을 직접 위협하기까지는 또 세월이 필요하다. 바로 이 지점에서 우리는 암에 대한 오해를 풀어야 한다.

3기암이라 불리는 10억 개의 암세포 덩어리가 되더라도 그 크기는 1그램 정도라 봐야 한다. 말기암의 경우, 큰 것은 1킬로그램가량 되기도 하지만 보통 증상을 느껴 병원을 찾을 때는 10그램 정도로 자란 경우가 많다. 그러니까 75킬로그램의 성인 어른의 몸에 10그램짜리 암이 발견되는 순간, 나머지 7,490그램의 생명 가치는 폭락하고 10그램이 모든 것을 좌지우지하게 되는 것이다. 이건 분명히 어딘가에 모순이 있다.

암 조기 진단 기술은 1그램짜리 암도 발견해낸다. 그렇다면 1그램짜리 암이 이제 7,499그램의 몸의 주인이 되는 것이다. 모든 삶이 이 1그램을 위해 봉사하고 노력한다. 그런데 암은 곧 죽음이라는 공식을 달고 다니기 때문에 그 1그램은 죽음의 문고리가 되어버린다. 그 순간 졸지에 멀쩡한 한 인간이 죽음의 문고리를 붙들고 공포에 허덕이면서 진짜로 죽음을 향해 치닫기 시작한다. 1그램 때문이 아니라 그 1그램을 둘러싼 오해와 죽는다는 두려움 때문에 사태는 걷잡을 수 없이 악화되는 것이다. 정말로 발견된 암이 1그램이라면 완치될 가능성이 크다. 환자가 긍정적인 사고를 한다면 그 가능성은 더 커진다.

암 진단을 받아 암으로 판정되면 우선은 당황하지 말아야 한다. 앞에서 말했듯이 암은 누구나 몸속에 갖고 있다. 다만 면역력이 약해져 암을 키웠을 뿐이다. 암이 어느 정도 자랐는지 확인하고 거기에 맞는 대처 방법이 반드시 있다고 생각하는 편이 좋다. 초기 암이라면 완치될 가능성이 매우 크다. 암의 성장을 멈추게 하거나 암을 수술로 떼어내거나 비수술 요법 등의 방법으로 암을 다스릴 수 있다. 절망하기보다는 가장 좋은 방법을 찾아가며 자신을 믿어야 한다. 그렇지 않고 두려움이 앞선다면 암 말고 다른 것을 키워 스스로 어렵게 만들고 만다.

말기암이라도 마찬가지다. 암 진단을 받았다고 당장 어떻게 되는 것은 아니다. 말기암에 오기까지의 과정이 있었을 것이므로 오히려 마음이 더 홀가분할 수도 있다. 고작 10그램이거나 커봐야 500그램짜리 암덩이 때문에 70킬로그램이 넘는 이 몸이 당장은 죽지 않는다는 희망을 품고, 아직은 할 수 있다는 자신감을 가져야 한다.

후에 자세히 쓰겠지만 말기암 환자는 병원에서 제대로 대접받지 못한다. 의료 현실이 그렇기 때문이다. 그렇다고 검증되지 않은 치료방법에 현혹되어서도 안 된다. 암환자는 암에서 생산되는 사이토카인Cytokine 같은 효소의 작용으로 자연스럽게 식욕이 떨어진다. 알게 모르게 굶는 것이다.

우선은 굶지 말아야 한다. 깨끗한 물과 좋은 음식을 구해 많이 먹어야 한다. 일단은 그렇게 암에 주눅 들지 않고 스스로 자신감을 갖게 되면 암을 극복할 기회가 분명히 주어질 것이다.

암환자는
굶어죽는다

몇 해 전 발표된 미국 의학계의 보고에 따르면 암환자의 약 63퍼센트가 영양실조 증상을 보인다고 한다. 굳이 거창한 연구 결과가 아니더라도 암환자를 가까이서 관찰해 온 필자의 견해로도 이것은 엄연한 현실이고 사실이다.

암환자는 굶는다. 감기만 걸려도 입맛이 떨어지는데, 하물며 암 선고를 받고 식욕이 왕성해지는 사람은 없을 것이다. 사실 암환자라면 병원에서 진단을 받기 전부터 식욕이 떨어지고 체중이 주는 것이 보통이다. 이유는 암세포가 자라면서 정상세포의 영양분을 빼앗기 때문이다. 그러나 정작 문제는 암 선고를 받은 후다.

암환자가 되는 순간, 도통 먹을 것을 입에 대는 것조차 귀찮아지게 마련이다. 구토를 하기도 하며 음식 냄새만 맡아도 메스꺼움을 느낀다. 거기다가 항암 치료를 받는 경우라면 식욕은 더 떨어진다. 특히 소화 계통 암환자는 본의 아니게 훨씬 더 많이 굶게 된다. 암환자의 영양 상태를 조사한 미국 자료를 보면 위암과 췌장암 환자의 83퍼센트가 영양실조 증상을 보였다고 한다. 더구나 암환자의 20퍼센트 이상은 직접적인 사망원인이 영양실조였다.

새삼스러울 것도 없다. 우리 몸은 통증을 느끼면 뭘 먹는 것이 곤혹스러울 정도로 식욕이 뚝 떨어지게 되어 있다. 할아버지나 할머니들이 손자가 고뿔을 앓으면 '밥이 보약'이라며 손수 떠 먹여주신 데에는 그만한 이유가 있는 것이다. 먹어야 몸이 병을 털고 일어날 것이 아닌가. 그러나 통증과 식욕부진의 관계는 밀접한 관련이 있다. 우선 우리 몸의 화학 반응에서 오는 식욕부진이 있고 그다음으로 심리적 불안감에서 오는 식욕부진이 있다. 어떤 병이든 병에 걸리면 잘 먹어야 한다. 그래야만 병을 이길 힘을 기를 수 있다.

암환자라면 더욱 주의해야 한다. 암환자의 식욕부진과 영양 결핍은 일반인과는 조금 다르게 진행된다. 몸 안에 암세포가 자라기 시작하면 우리 몸의 면역체계는 암세포와 전면전을 치르게 된다. 그러느라 막대한 에너지가 소비된다. 예를 들어 사이토카인 같은 효소는 몸의 근육을 분해해 암과 싸우는 에너지로 사용한다. 불안감에 빠져 식욕도 없는 마당에 이런 화학 작용까지 겹쳐 암환자의 체중은 갑자기 주는 것이다.

더구나 암환자의 절반 이상은 미각의 변화를 경험하게 된다. 혀의 돌기 수에 변화가 생겨 맛을 느끼는 감각이 예전과는 달라진다. 단맛에 둔해지고 대신 쓴맛에 민감해진다. 이러한 생리적 변화로 자연히 음식을 먹어도 맛이 없게 느껴지는 것이다. 또한, 암세포가 자라면서 정상세포에 공급될 영양 성분을 빼앗아가기 때문에 체중이 줄고 체력이 급격히 떨어지기도 한다.

이러한 사실을 알지 못한 채 "암에 걸려 이제 하루가 다르게 몸이 쇠하는구나" 하며 정말로 식음을 전폐하는 사람들을 우리는 주위에서 얼마든지 볼 수 있다. 악순환이다. 이렇게 식욕부진이 계속되면 암세포 때문이 아니라 병리학적으로 체중 감소가 직접적인 원인이 되어 사망하고 마는 것이다.

호랑이 굴에 잡혀가도 정신만 차리면 산다는 말은 이럴 때 써야 한다. 암에 걸렸다면 우선 잘 먹어야 한다. 체력이 떨어지면 아무리 좋은 치료라도 허사가 될 뿐이다. 이 점을 명심해야 한다. 영양 상태를 좋게 하라고 강조하는 것을 단지 듣기 좋은 소리로 여겨서는 안 된다. 잘 먹는 것은 가장 중요하고 가장 기초적인 '치료 방법'이다. 이는 심지어 '영양요법'이라 부를 정도로 중요하며 암환자는 몸의 상태를 늘 정상으로 끌어올리도록 노력해야 한다.

우리는 종종 스포츠 관련 뉴스에서 어떤 선수가 '몸 상태를 끌어올리고 있다'는 표현을 자주 듣는다. 예를 들어 프로야구 선수들은 겨우내 지독한 훈련을 감당하고 다음 봄 시즌을 준비한다. 겨울 훈련을 제대로 하지 않으면 좋은 성적은 고사하고 경기에 나서지 못하는 수가 허다하다. 이것도 다 이유가 있다. 아무리 프로 선수라 해도 아무 때나 경기에 나가 실력을 발휘하는 게 아니다. 몸 상태를 최상을 끌어올리는 데 시간이 필요하고 그렇게 되었을 때 비로소 경기에 나서는 것이다. 암환자도 마찬가지다.

알려진 대로 암 치료 과정은 쉬운 것이 아니다. 예를 들어 외과적 수술과 항암제를 투여해 치료하는 항암 치료를 생각해보자. 이 치료들은 선택적 목적을 갖는다. 특정 암세포를 처치하고자 효과적이고 극단적인 물리적 방법을 동원한다. 그러나 이 과정에서 몸이 견뎌야 하는 스트레스의 강도는 엄청나다.

현대 의학의 발전으로 암 치료 방법은 개선되고 있으며 완치율도 높아지고 있다. 그러나 종종 성공적인 수술로 암을 완전히 제거했는데도 몇 개월 후에 재발하는 경우를 볼 수 있으며, 항암 치료 도중 합병증이 생겨 돌이킬 수 없는 결과를 불러오기도 한다. 이유는 간단하다. 이러한 암 치료법은 선택적이고 집중적으로 암세포만을 대상으로 하고 있기에 그렇다. 수술은 말할 것도 없거니와 항암 치료를 겪으면서 우리는 심리적 체력적으로 엄청난 스트레스를 받게 된다. 입맛이 떨어지고 삶의 의욕이 떨어지고 면역력도 급격하게 떨어진다. 실제 많은 환자가 치료를 받으며 체중이 감소하고 '음식을 입에 대기도 싫은' 자포자기의 상태에 빠지게 된다.

미국 국립암센터는 세계적으로 유명한 암 전문기관이다. 이 기관에서 공식적으로 내건 '암환자를 위한 12가지 조언'의 항목을 살펴보면 흥미로운 점을 발견할 수 있다. 그 항목의 대부분 내용은 환자가 심리적으로 새로운 자신감과 희망을 품는 방법을 제시하고 있다.

예를 들면, 치료 기간에 일기를 쓴다든가 새로운 취미생활을 시작한다든가 단기적인 삶의 계획과 장기적인 삶의 계획을 세워 실천하라든가 하는 것이다. 그런데 그 12가지의 조언 가운데 첫 번째 항목은 이렇다. "잘 먹는 것이 중요하다는 것을 기억하십시오. 신체를 유지하고 신체조직을 재구성하며 체력을 다시 얻으려면 음식이 필요합니다."

미국 국립암센터에선 이미 경험적으로도 그리고 실제 임상 결과로도 '암환자가 먹지 않아 더 병을 악화시키고 있음'을 너무나 잘 알고 있는 것이다. 그렇기에 첫째 항목에 '잘 먹으라'는 제언을 해둔 것이다.

뒤에 다시 다루겠지만, 암은 엄연히 우리 몸의 일부이기에 암 치료는 몸 전체를 통찰하는 치유가 되어야 한다. 몸이 건강하다면 암은 얼마든지 이겨낼 수 있다. 몸을 건강하게 하는 과정이 암 치료의 과정이 되어야지 그 반대가 되면 곤란하다.

암 투병 중에도 그렇거니와 수술과 항암 치료를 받는 과정에서 많은 환자가 몸을 돌보지 않아 병세를 더 악화시킨다. 무엇보다 굶기 때문에 그렇다. 먹지 않는 데서야 어떻게 생명을 유지해나갈 수 있겠는가. 암환자라면 반드시 잘 먹어야 한다.

거듭 강조하지만, 이 모든 과정을 이겨내고 마침내 암까지 이겨내려면 '몸 상태'가 중요하다. 준비를 해야 한다. 그러니 무조건 잘 먹고 잘 자고 마음이나 몸이나 최상의 상태를 유지하고자 노력해야 한다. 암환자가 밥을 멀리하는 것만큼은 절대 피해야 한다. 명심하자. 암환자의 20퍼센트, 아니 그 이상이 암 때문이 아니라 영양실조로 죽는다는 것을.

암환자를 위한 12가지 조언

::

1. 반드시 잘 먹되 균형 잡힌 영양을 섭취한다.

2. 매일 변화를 준 식생활을 한다.

3. 과식을 피하고 지방질을 삼간다.

4. 술은 적게 마신다.

5. 금연할 수 없다면 담배를 적게 피운다.

6. 적정량의 비타민과 섬유질이 풍부한 음식을 먹는다.

7. 되도록 짠 음식을 적게 먹고, 뜨거운 음식은 식힌 후에 먹는다.

8. 음식의 탄 부분은 피한다.

9. 곰팡이가 생긴 음식을 주의한다.

10. 햇빛에 지나치게 노출되지 않는다.

11. 몸에 맞는 운동을 한다.

12. 항상 몸을 청결히 한다.

잘 먹어야
암을 극복할 수 있다

 암 치료가 어려운 점은 암세포만을 완벽하게 제거할 수 없다는 데 있다. 수술이든 방사선 치료든, 항암 치료든 정상세포의 희생을 감내해야만 한다. 가장 좋은 것은 우리 몸 안에 있는 면역력이 암세포를 공격하여 없애는 것이다. 이는 암 발병 전 단계에서 활발히 일어나며 일단 면역체계를 뚫은 암세포는 분열을 통해 우리 몸 안에서 그야말로 '암'으로 자란다.

 그렇게 해서 암이 발견되면 치료를 해야 하고 이 치료 과정에서 물리적 강도에 따라 정상세포는 물론 면역력도 크게 저하되는 현상이 일어나게 된다. 그 첫 번째가 바로 식욕의 저하다. 잘 먹고 튼튼해야 치료과정도 잘 견딜 수 있고 치료 결과도 좋겠으나,

현실은 그렇지가 못하다. 치료를 받는 과정이 보통은 고통스러울 뿐더러 그 통증의 후유증으로 입맛이 떨어지고 영양 섭취가 제대로 되지 않아 이번엔 또 면역력이 떨어지는 악순환이 계속되는 것이다.

암 치료의 수준에 따라 식욕부진, 메스꺼움, 구토, 입과 목의 통증, 체중 변화(감소나 증가), 입안건조증, 치아와 잇몸 질환, 입맛의 변화, 설사, 변비, 피로, 우울증 등 다양한 후유증이 나타난다. 이들 부작용은 암의 종류, 치료방법, 치료부위 및 기간, 그리고 치료 횟수 및 치료 용량 등에 따라 개인마다 다르지만 잘 대처하면 대부분 조절될 수 있다. 여기서도 할 수 있다는 자신감과 몇 가지 요령이 필요하다.

입맛이 없어도 자주 먹는다

조금씩 자주 먹는 습관을 들이자. 2시간에서 4시간 사이에 자신이 할 수 있는 간격을 설정하고 설령 배가 고프지 않더라도 일정량의 음식을 섭취해야 한다. 먹고 싶을 때 먹을 수 있게 가까운 곳에 좋아하는 간식을 놓아두는 것도 한 방법이다. 여건이 허락한다면 같은 재료라도 요리법에 변화를 주어 다양한 메뉴로 만들어 먹는 것이 좋다.

특히 먹을 수 있는 몸 상태가 가장 좋을 때 많이 먹어야 한다. 도저히 먹을 수 없는 상황이라고 포기하기보다는 어떻게든 먹겠다는 약속을 스스로 다짐하는 것이 중요하다. 식사하는 장소를 바꿔 본다든지 친구나 가족들과 식사 약속을 해서 꼭 먹어야 하는 자 릴 만든다든지 하는 것도 방법이다. 집에서도 간단하게 먹고 치 운다는 생각보다는 늘 정성껏 음식을 만들어 먹는 습관을 들이고, 여유가 되면 주방가구를 교체하고 식기를 바꾸는 등 밝은 분위기 를 만드는 것이 좋다.

메스꺼움과 구토에 적응하고 조절한다

메스꺼움과 구토는 수술이나 항암제 치료, 방사선 치료를 받았 을 때 자연스럽게 따르는 부작용이다. 괴롭지만 피해갈 수 없 는 현실로 받아들여야 한다. 그래야 빨리 적응하면서 통증을 조절 할 수 있다. 메스꺼움과 구토는 그 자체로는 별것 아닌 듯이 보이 지만 암환자의 식욕을 떨어뜨리고 생활을 무기력하게 만들기 때 문에 매우 신중하게 다뤄야 한다. 말 그대로 당해보지 않은 사람 은 절대 이해할 수 없는데, 주변 사람에게 엄살을 피울 수도 없 고 그냥 힘이 빠지고 먹기 싫은데 웃는 얼굴로 아무거나 먹어댈 수 도 없다. 그렇게 하루 이틀 지나면서 점차 몸이 쇠해지는 것이다.

 메스꺼움과 구토를 극복할 수 있는 가장 좋은 방법은 미처 그것 을 느끼지 못할 정도로 일상생활에 집중하는 것이다. 하루치의 활 동 목표를 정해놓고 비교적 느슨하면서도 바쁘게 몸을 움직이 는 것이 좋다. 운동, 식사, 휴식, 업무, 취미생활, 모임 약속 등을 시간대별로 계획해 실천하면서 중간 중간 찾아오는 메스꺼움을 무시할 정도가 되면 일단 이를 극복하는 데 성공한 셈이다. 나의 체질과 내가 앓는 병에 맞는 식단을 짜서 이를 실천하고 한두 가지의 보조제 섭취도 의사와 상의해 시도해보는 것이 좋다.

입을 항상 청결하게 유지한다

암 치료에 따르는 부작용 때문만이 아니더라도, 암환자는 평소 구강 상태에 신경을 써야 한다. 입은 대표적으로 몸 내부와 외부를 연결해주는 출입문이다. 현관이 청결한 집일수록 뭐든 잘되는 것이 자연스럽듯 사람의 몸도 입이 깨끗해야 건강하다. 더구나 암 치료를 받는 환자라면 각종 호르몬의 변화나 내성의 변화에 따라 입맛이 달라지고 치아나 혀의 기능이 현저하게 떨어질 수 있기에, 항상 구강 위생 상태에 신경을 써야 한다.

다시 강조하지만, 잘 먹으면 병이 잘 나을 수 있다. 먹지 않으면 아무리 좋은 치료법을 쓴다 해도 무용지물이 되고 만다. 이럴 때일수록 환자의 의지가 필요하고, 아주 작은 것에서부터 스스로 돌보는 실천이 필요하다. 잘 먹는 데 도움이 될 만한 것들이 있다면 과감히 투자하고 시도해봐야 한다.

체중을 일정한 상태로 유지한다

암환자는 대부분 살이 빠진다. 우선은 암세포와 싸우는 면역체계에 막대한 에너지가 소비되기 때문이고 그 과정에서 입맛이 없어지기 때문에 먹지 않아 살이 빠진다. 또 암 진단 후에는 스트레스와 걱정 때문에 살이 빠지고 치료를 받을 때는 치료의 후유증으로 살이 빠진다.

일반인에게 체중 감량은 평소 지상과제이겠지만, 암환자는 다르다. 체중이 감소하는 것에 민감해야 한다. 근력이나 기력이 높아지면서 체중이 빠지는 것이 아니라 생리학적으로 몸이 쇠해가는 과정에서 체중이 주는 것이기에 그렇다. 문제는 체중이 감소하면 암 치료가 점점 어려워진다는 것이다. 대부분 암 치료는 강도가 세기 때문에 우리 몸이 이를 받아내고 수용할 수 있어야 한다. 예를 들어 탄성이 어느 정도 있어야 충격을 감소시킬 수 있는 고무공처럼 우리 몸도 암 치료를 받고 다시 복구할 수 있는 내성과 체력이 있어야 한다. 그러나 먹지 않아서, 혹은 과도한 스트레스로 살이 자꾸 빠지면 제대로 치료를 받기도 전에 맥없이 물러나는 꼴이 되고 만다. 암환자라면 마치 권투선수처럼 체중을 잘 관리해야 한다.

이 밖에도 변비와 설사 때문에 고생하는 암환자가 많다. 병상에 오랫동안 누워 있으면 변비가 올 수 있다. 또 항암제나 진통제의 부작용으로 변비가 생기기도 한다. 변비를 관리하려면 깨끗한 물을 조금씩 자주 마시는 것이 좋다. 짜거나 매운 음식을 피하고 현미나 생과일, 생야채 등 섬유질이 많은 식품을 충분히 먹는다.

사실 변비보다 더 문제가 되는 것은 막연하게 누워 있는 그 상황이다. 도저히 누울 수밖에 없을 때 눕는다고 생각하고, 할 수 있다면 활동을 하는 것이 바람직하다. 세상엔 볼 것, 들을 것, 할 것이 무수히 많다. 침대 밖의 세상에서 내가 누구인지를 증명하는 순간들, 그리고 사랑하는 사람들과 함께하는 그 순간들을 즐겨야 한다. 병상에 누워 아무리 오랜 세월을 지낸다 한들, 짧은 인생에 무슨 큰 소용이 있겠는가. 자동차에 비유하자면 10년을 탄 낡은 차라도 하루하루 일정 거리를 운행하면서 관리하면 얼마든지 차로서의 역할을 다하듯, 우리 몸도 움직여야 신진대사가 돌아가고 그럴 때 삶을 삶답게 영위할 수 있다.

음식으로 면역력을 키운다

우리 몸은 자연에서 왔고 자연으로 돌아간다. 암에 걸리면 수많은 보조식품과 정체를 알 수 없는 유사 의약품의 광고에 솔깃할 수밖에 없다. 그러나 우리는 매일 '식사'라는 (거의 축복에 가까운) 행위를 통해 생명 유지에 필요한 '자연'의 일부를 받아들인다. 우리는 여기서, 이 '식사'에서 시작해야 한다. 어느 병에 좋은 음식, 어느 병을 예방하는 음식, 노화를 막는 음식 등등 거의 매일 연구 결과가 쏟아지고 또 매일 미디어에 오르내리기에 이런 정보들은 누구나 손쉽게 알아낼 수 있다.

문제는 실천이다. 암환자라면 이런 목록이나 책을 구해 꼼꼼히 읽은 후 자신에게 맞는 식단을 운영해야 한다. 결국, 이러한 섭생은 면역력 증진과 암 치료에 따른 여러 후유증을 완화하는 데 필수적인 도움을 줄 것이다.

* * *

우리는 늘 병에 걸리지만, 병을 병원에서 고친다고 생각한다면 큰 오산이다. 병이 걸린 곳도 우리 몸이고 그 병이 낫는 곳도 우리 몸이다. 병원은 하나의 도구일 뿐이다. 내 몸은 돌보지 않으면서 병원에서 병 고쳐주지 않는다고 원망하는 것만큼 허망한 일이 없다. 내가 내 몸의 주인이고 병원은 그 몸을 돌봐주는 수단으로 여겨야, 어떤 치료라도 능동적으로 받아들일 수 있고 그럴 때 치료 결과도 훨씬 좋게 나온다.

결국, 암환자의 성패는 삶에 대한 강한 의지가 있느냐 없느냐에서 갈리는 것이다. 의지가 없다면 잘 먹지 못하고 먹지 못하면 의지가 생길 힘을 갖지 못한다. 거꾸로 의지가 있다면 잘 먹을 것이고, 충분한 에너지를 얻은 몸은 다시 삶의 의지를 힘차게 발휘할 것이다. 이 상호 관계 속에 면역 기능의 상승이라는 효과까지 누린다면 암 치료의 길은 훨씬 밝아진다.

암과 싸우지도,
암을 무시하지도 마라

잘 먹고 잘 쉬며 평온한 상태를 유지하면서 '몸 상태'를 끌어올리고 있다면 그 환자는 아주 효과적인 치료를 이미 시작한 셈이다. 암은 불청객임이 틀림없지만 그렇다고 우리 몸의 일부가 아닌 것은 아니다.

암이 따로 있고 내가 따로 있어서 이 둘 간의 너 죽고 나 죽기 식의 싸움을 벌인다고 생각하면 오산이다. 내 안에 암이 있는 셈이고 암은 내 몸이 겪는 하나의 이상 징후일 뿐이다. 그러니 암 치료는 곧 내 몸을 치료하는 것이지 암을 죽이고 내가 사는 '전쟁'이 아니다. 설사 전쟁으로 생각한다 하더라도 완벽한 승리란 없다.

암환자는 암을 아주 깨끗이 죽여버리겠다고 다짐하곤 한다. 그래서 강도 높은 치료를 마다하지 않고 전의를 불사른다. 긍정적인 태도는 좋으나 의지만 앞서 암과의 전쟁에 무턱대고 나섰다가 치료 후유증으로 사망하는 환자들도 있다는 것을 알아야 한다. 암은 의학적으로도 완전히 깨끗이 죽었는지 아닌지 알 수 없다. 우리 몸의 특정 부위에 10만 개 이상의 암세포가 있어야 현대 의학으로 감지할 수 있기 때문이다. 그 이하는 있다 해도 알 수가 없다.

그러기에 암은 다 없애겠다는 생각을 섣불리 갖기보다 암과 동행한다는 마음을 갖는 것이 좋다. 평소보다 몸 상태에 더 많이 신경을 쓰면서 몸을 '치유'한다고 생각해야 더 좋은 결과를 얻을 수 있다. 암과 싸우지도, 암을 무시하지도 말아야 한다. 암은 엄연히 우리 몸의 정상세포를 파괴하며 자라기 때문에 내버려두면 심각한 결과를 불러오게 된다.

암이 있더라도 조금씩 증상을 완화해가면서 가족과 재미있게 그리고 일상생활을 누리면서 지내는 것이 좋다. 암은 아파서 일상생활을 하지 못할 때만 암이다. 그리고 암이라고 해서 모두가 당장 죽는 것도 아니다.

그러나 현실은 그렇지가 않다. 누구나 암 판정을 받으면 가슴이 덜컥 내려앉는다. 그동안 살아온 삶이 주마등처럼 뇌리를 스치며 눈물이 핑 돌게 되어 있다. 아직 해피엔딩은 오지 않았는데, 영화가 중간에 뚝 끊기며 막을 내리는 것처럼 허망하고 허탈한 심정을 가득 안고 집으로 돌아간다. 가족의 얼굴을 보기가 무섭고, 뭘 해도 불안하다. 밥맛이 떨어지고 먹지도 못한 채 잠도 잘 오지 않는다. 항암 치료를 받으면 후유증으로 더 밥을 먹지 못한다. 치료에 실패해 암이 커지면 아무리 진통제를 먹어도 통증이 심해진다. 아프면 아플수록 더욱 밥맛이 떨어진다. 밥맛이 떨어지면 먹는 양이 줄고 체중이 줄면서 몸에 힘이 빠지고 나른해진다. 몸에 힘이 빠지니 이번엔 먹을 힘을 내기도 힘이 든다. 예를 들어 아침 겸 점심 먹고 그만이다. 악순환은 계속되어 영양부족으로 굶어 죽게 된다.

비록 암뿐이 아니다. 모든 질병이 매한가지다. 특히 노령이 되어갈수록 아프면 굶게 되고 굶으면 더 아파지는 악순환이 자주 찾아온다. 비단 사람만의 문제가 아니라 자연계에 속한, 생명을 영위하는 모든 생명체도 같은 운명을 갖는다. 백수의 제왕이라는 사자도 예외는 아니다. 아프리카의 사자들은 대부분 노화하면서 굶어 죽는다. 나이가 들면 근력이 떨어진다. 순발력과 지구력이 예전 같지 않아 자주 사냥에 실패한다. 사냥에 실패하면 제대로 먹지 못하기에 힘은 더욱 빠진다. 운이 좋아 손쉬운 먹잇감을 찾아 얼마간 연명하지만, 다시 예전으로 돌아가진 못한다. 사냥 실패와 영양 부족의 악순환이 계속되면서 굶어 죽고 마는 것이다.

이러한 자연의 법칙을 우리가 완벽하게 거스르면서 '불멸의 생'을 살 수는 없다. 우리 모두 유한한 존재이기 때문이다. 소설이나 영화에서 죽지 않는 삶 또한 '비극'이 될 것임을 지적한 바도 있으니 그런 망상은 잊는 것이 좋겠다.

그러나 또한 우리 인간은 인간으로서의 존엄성을 지키며 삶을 영위할 권리가 있고 그것이 1시간이든 1년이든 10년이든, 주어진 시간 안에서 우리의 '행복'을 추구해 나가야 할 의무가 있다. 그러려면 '순간을 영원으로, 영원을 순간으로' 받아들이는 지혜가 필요한 것이다. 특히 암환자와 그 가족들이 이 말을 깊이 새겨야 한다.

중년이 넘은 사람이라면, 사실 우리는 이러한 삶의 태도를 어렸을 적부터 알게 모르게 배워왔다. "하루를 살아도 사람답게 살아야지……" 하는 옛 할머니들의 말씀을 기억할 것이다. 그리고 "살아도 산 게 아니다……"는 말씀도 자주 들은 기억이 있다. 굴곡 많은 현대사에서 전쟁과 기아 그리고 죽음과 늘 가깝게 지내오신 분들의 인생 역경도 있었겠지만, 삶의 깊은 통찰에서 나온 소중한 '지혜'임을 알아야 한다. 현대인들은 너무 편하고 가져야 할 것도 많고 이뤄야 할 것도 많아서 '인간적인 삶'의 의미를 잊어가고 있다. 그래서 순간순간 아등바등하는 것이다.

우리가 '암과 싸우지도 암을 무시하지도' 말아야 하는 이유도 바로 여기에 있다. 암을 무조건 적대시하여 몸이 이기지도 못하는 고강도의 치료를 받다가 결국 병상에서 마지막 생을 보내는 것이 과연 옳을까? 하루를 살아도 사람답게 살지 못했다고 후회해도 이미 늦었다. 그렇다고 몸에 암을 키우며 아무런 조치도 하지 않고 나 몰라라 하거나, 민간요법이랍시고 토굴에 들어가 몇 주씩 은둔하는 방식은 '살아도 산 게 아닌 게' 되는 것이다.

아무리 암 판정을 받았다고 해도 당장에 암으로 죽지 않는다. 이것을 알아야 한다. 준비할 시간은 얼마든지 있고 살아갈 날도 얼마든지 남았다. 마음먹기에 달린 것이다. 이것이 암 치료에 시사하는 바는 크다. 마음(성격)을 다스리면 암 치료가 더 효과적이다.

공식적으로 연구돼 인정된 것은 아니지만, 암 치료에 종사해온 의사들은 암에 걸리기 쉬운 성격이 따로 있다고 생각한다. 독점욕이나 명예욕이 강한 사람이나 지기 싫어하는 사람들이 암에 잘 걸린다는 것이다. '마음에서 병이 생긴다'는 상식을 생각하면 수긍이 간다. 또 스트레스가 암의 주요 원인임이 의학적으로도 밝혀진 바, 스트레스를 잘 받는 성격의 소유자가 아무래도 더 암에 걸릴 확률이 높다고 봐야 한다. 나 또한 급한 성격의 사람일수록 암 치료 과정을 잘 견디지 못하는 것을 자주 보아온 터라 만약 물리적 조건이 똑같다면 '암에 걸리기 쉬운 성격'을 가진 사람이 더 불리하다는 데 동의하는 편이다.

그렇다면 암 치료에서는 어떨까. 물어보나마나 같은 결과가 나올 것이다. 긍정적인 사람일수록 암 치료 효과는 높게 나타난다.

우선 받아들이고, 반성하고, 희망을 품고 그리고 매순간 온 힘을 다해 긍정적으로 대처해야 한다. 암 치료에 왕도는 없다. 그러나 환자의 자세가 어떤지에 따라 분명히 결과는 달라진다.

수긍

암 판정을 받으면 무엇보다 받아들이기가 어렵다. 왜? 나에게? 이런 물음이 계속된다. 슬플 시간도 없이 억울하다. 금세 포기한 듯 허허 웃다가도 어느 순간 알 수 없는 비통함에 잠긴다. 세상에 혼자 버려진 것처럼 외롭다. 그러다가도 누군가에게 버럭 화를 내기도 한다. 그런 감정의 기복이 요동치는 시간은 짧으면 짧을수록 좋다. 침착해야 한다. 무엇보다 사실로 받아들이는 태도가 중요하다. 올 것이 왔구나 하며 체념하라는 이야기가 아니다. 내가 암에 걸렸다는 사실을 받아들이고 앞으로 어떻게 할 것인지 그리고 마음과 몸을 어떻게 다스릴 것인지 생각해야 한다.

내일을 생각해야 희망이 생긴다. 새로운 인생을 산다고 생각하면 된다. 종교가 있다면 자신이 의지하는 신과 진솔한 대화를 시도하는 것이 좋다. 내면 깊은 곳에서부터 새로운 희망과 새로운 삶을 떠올리고 마음을 다잡아야 한다. 억울하게 생각할 일도 아니다. 이렇게 된 데에는 그만한 이유가 있고 이제 앞으로의 주어진 삶에 어떤 새로운 의미를 부여할 것인가를 생각해야 할 때가 찾아온 것뿐이다.

반성

암은 몸에 생긴 병이다. 몸에 이상이 생겼다는 뜻이다. 그런즉 평소 생활습관이나 식생활에 문제가 있었을 수도 있고 환경오염의 문제일 수도 있고 이러저러한 이유에서 지속해온 과도한 스트레스 때문일 수도 있다. 원인이 분명히 있다는 뜻이다. 우리가 사는 세계에는 인과법칙이 존재하므로 원인 없는 결과란 없는 법이다. 따라서 한 번쯤은 이렇게 된 이유를 생각해봐야 한다.

의학적으로 밝히라는 것이 아니라 내 몸을 잘못 다뤄온 내 삶을 돌아봐야 한다는 뜻이다. 이러한 반성의 과정이 주는 의미는 단순하다. 암을 좀 더 긍정적으로 받아들일 수 있도록 도와줄 수 있다. 겸허하게 받아들여야 쉽지 않은 암 치료 과정을 잘 견뎌낼 수 있다.

연구

간혹 "내 몸은 내가 잘 안다"는 말은 약의 오남용을 불러오는 말로 지적되지만 암환자의 경우라면 정말로 '잘 아는' 것이 중요하다. 내가 겪은 암의 종류는 무엇이고 상태가 어떠하며 어떤 치료법 등이 있는지, 그리고 나와 같은 종류의 암환자들의 사례를 찾아 공부하는 자세가 필요하단 뜻이다.

조금만 시간을 투자하면 암에 관한 좋은 정보는 얼마든지 찾을 수 있다. 공부를 하며 의사와 상담하면서 대처해야 좋은 결과를 얻을 수 있다. 무조건 유명한 병원에만 찾아갈 것이 아니라 어느 암은 어느 병원 어느 의사가 전문적인지 살펴보고 병원을 선택하는 것이 좋다. 그리고 내 체질에는 어떤 음식이 좋은지, 어떤 생활습관이 필요한지도 메모하고 연구하는 자세가 필요하다.

계획

치료 방법을 찾았다면 이제 그에 맞는 계획을 세워야 한다. 좁게는 치료 계획과 섭생 계획 등을 세워야 하고 넓게는 앞으로 '삶'의 계획까지 세우면 더 좋다. 신중하게 세운 계획은 지속적인 희망을 품게 한다. 식사 조절, 운동 등 일일 생활 계획을 짜보고 한 달, 6개월, 1년 단위로 무엇을 할 것인지 계획을 세워보면 실제로 할 수 없는 일보다 할 수 있는 일들이 더 많다는 것을 깨닫게 될 것이다. 그런 희망이 생겼다면 이미 당신은 암을 반 이상 극복한 것이나 다름없다.

나눔

우리 속담에 슬픔은 나누면 반이 된다는 말이 있다. 암이 이 경우에 딱 맞다. 암은 주변에 알려야 하고 도움을 받아야 한다. 특히 가까운 사람일수록 세세하게 자신의 상황을 알려서 서로에게 긍정적으로 대처하는 방법을 찾아가야 한다. 우리는 그동안, 시한부 인생이니까 주변에 알리지 않고 혼자 감내하며 사랑하는 사람에게 하나라도 기억에 남을 만한 것을 해주려 노력하는 주인공을 영화나 드라마에서 너무 많이 봐왔다. 너무 단골 메뉴라 물리기도 하지만 그런 드라마는 이제 잊어라.

암은 현실이다. 또 이야기하지만 우리는 모두 시한부 인생이다. 암에 걸렸다는 사실을 숨길 이유는 없다. 암은 엄연한 질병이고 질병은 고쳐야 한다. 그 과정에 사랑하는 사람이 기꺼이 참여하는 것이 좋다.

실천

이제 모든 준비가 끝났다면 실천하는 것만 남았다. 자신의 병에 맞는 치료법을 선택했다면 믿음을 갖고 힘을 다해 실천해야 한다. 무엇보다 잘 먹고 잘 쉬고 편안한 마음으로 치료를 받는 것이 좋다. 이것이 좋다 저것이 좋다는 말에 자꾸 현혹당하지 말고 꾸준한 치료에 임해 경과를 검사하고 또다시 그에 맞는 계획을 세워 실천하는 것이 좋다. 그 누구도 이 과정을 대신할 수는 없다. 결국은 혼자 맞서야 한다. 희망을 품고 최상의 노력을 다해 나가는 과정만큼 값진 시간은 없으며, 그 시간이야말로 결국 우리 삶의 의미를 암이라는 질병에 함부로 뺏기지 않게 만들어주는 '성공적인 치유'이기 때문이다.

3

암 병동은
교도소가 아니다

얼마나 살 수 있습니까?
그걸 누가 아는가?

여러 가지 검사 끝에 환자에게 "암입니다"라고 말하면 대부분 환자는 잠시 침통하다가 "얼마나 살 수 있습니까?"라고 되묻는다. 나는 그 물음에 대답하지 않는다. 이유는 간단하다. 내가 그것을 어떻게 알겠는가. 우선 나는 의사이지 신神이 아니다. 사람의 명命을 아무리 의사라 하더라도 함부로 이야기할 수는 없다. 의학적으로 이것을 확실하게 말해줄 수 있는 의사는 한 명도 없다. 그런데 왜 매번 그런 질문이 나오는 것일까. 앞에서도 계속 이야기했지만, 우리 사회가 가진 암에 대한 오해 때문이다.

의사는 점쟁이가 아니다. 자신도 자신의 죽는 날을 모르는데 어떻게 남의 죽음을 놓고 얼마나 남았는지 말해줄 수 있다는 것일까. 이렇게 줄기차게 얼마나 살 수 있을지를 묻고 답하는 이유는 의학 통계가 있기 때문이다. 단순히 통계로 추정하는 것이다. 그런데 이 통계라는 것을 살펴보면 사회 전체의 질병 환경을 분석해보는 자료로 활용할 수 있을 뿐이지 한 개인의 생살여탈권을 지닌 그 무엇이 아니다.

개인에게 죽음은 100퍼센트다. 사는 것도 100퍼센트다. 개인에게 결과는 죽고 사는 것뿐 제3의 길이 없다. 65퍼센트도 73퍼센트도 10퍼센트도 없다. 6개월 이내에 전체 암환자의 몇 퍼센트가 죽었는지와 그렇기에 '당신도 그 안에 죽을 것이다' 하는 의사의 소견 사이엔 아무런 상관관계가 없다. 단지 병원에서 환자를 현혹하려는 것이 아니라면 의사가 이러한 소견을 밝혀서는 안 된다.

개개인이 전부 다르고 그 개개인의 생명은 모두 '재천在天'이기 때문이다. 생명은 하늘에 달렸다. 이를 누가 거스를 수 있단 말인가. 더구나 앞서 말한 사회적 의미의 의학 통계는 통계의 속성상 최소한 5년 전이나 10년 전 통계에 기초를 두고 있는데 반해, 현대 의학의 발전은 3개월 단위로 바뀌고 있으므로 전혀 과학적이지도 않다.

암은 곧 시한부 인생이라 말하고 다니는 유령들이 아직 이 사회에 존재한다. 유령을 몰아내야 한다. 암은 치유할 수 있는 병이고,

개인마다 차이가 있으며, 그 치유법도 개인마다 다 다르므로 일반화시켜 말하지 말아야 한다. 우선 의사부터 이 유령 짓을 그만두어야 한다.

사실 양식 있는 의사라면 이러한 사실을 모를 리 없으며, 경험적으로도 암환자마다 병의 진행이 서로 다르다는 것을 알고 있다. 몇 달 남지 않았다고 집으로 돌려보낸 환자가 5년 넘게 투병하는 예도 있고, 아직 초기라고 했는데도 갑자기 진행성 암으로 돌변해 속절없이 당하는 경우도 얼마든지 있다. 내 경우엔 3년 투병 끝에 완치 판정을 받고 1주일 만에 교통사고로 돌아가신 환자분도 있었다. 인명은 하늘에 달렸다.

그런데도 왜 의사들은 얼마나 살 수 있는지를 말하는 것일까. 개인적인 차이가 있겠지만, 그래야 환자들이 병원에 더 매달리기 때문이다. 크게는 병원 산업과도 관련이 있고 사회적 인식도 그렇기에 아무 생각 없이 따라가는 것일 수도 있다. 물론 의사는 환자에게 정확하고 객관적인 사실을 이야기해줘야 할 의무가 있다. 그렇다고 생명까지 재단해서는 안 된다. 환자의 현재 상태와 앞으로 어떻게 해야 할지 이야기해주고 나머지 판단은 환자에게 맡겨야 한다.

수술성공률?
단지 말장난일 뿐이다

얼마나 살 수 있느냐와 더불어 의사와 환자 사이에 또 하나의 대표적인 거짓말이 있다. "수술하면 성공률이 얼마나 됩니까?" 하는 질문에 대한 답이다. 이는 조금 민감한 문제이긴 하지만 내가 말하고자 하는 것은 수치에 민감한 암환자를 상대로 이를 병원 '영업'에 이용하는 우리의 잘못된 '암 문화'이다.

암의 외과적 수술은 사실 그리 간단치 않다. 수술 과정과 수술 후에 일어날 여러 경우의 수가 있으며 의사는 그런 경우의 수를 최소한으로 줄여 원하는 상황으로 통제하는 데 온 노력을 기울이는 것이다. 현재까지의 의학으로 암 치료의 가장 효과적인 방법은 외과적 수술이다. 외과적 수술로 암을 제거할 수 있다면 수술을 받는 것이 좋다. 그러나 여기에 문제가 없는 것이 아니다. 우선 암세포만 완벽하게 제거하기가 어렵다. 다른 정상세포까지 잘라낼 경우의 수가 있기 때문에 면역력이 약한 환자에겐 나쁜 결과를 불러올 수도 있다. 그리고 외과적 수술은 눈에 보이는 암세포를 제거할 수는 있어도 눈에 보이지 않는 암세포까지 제거할 수는 없다. 그렇기에 남은 암세포가 다시 분열해 재발하게 되는 것이다. 이때는 이미 한 번의 큰 수술로 면역력이 떨어진 상태이므로, 암세포가 어디로 전이해 자라게 될지 예측하기가 어렵다.

의사는 이러한 경우의 수를 줄여가며 수술을 결정하는 것이다. 그렇기에 함부로 수술 성공률을 장담해서는 안 된다. 그리고 그 성공 여부는 병원의 유명세가 아닌 의사 개인의 실력에 달렸다 해도 과언이 아니다.

의학계의 보고서나 세계 유수의 암센터들의 보고에 의하면 특정 암센터의 암 치료 성적은 그 암센터의 외과 의사의 능력에 따라 결정된다고 한다. 이는 핵의학이나 종양학과 의사의 능력과는 관계없다는 말이다. 이 보고서가 말해주는 바는 분명하다. 실력 있는 외과 의사가 더 많은 환자를 살려낼 수 있다는 것이다.

그러나 수술해야 하는 환자는 많고 유능한 외과 의사는 너무나 적다. 더구나 임상 경험을 충분히 쌓은 의사는 점점 귀해지고 있다. 상대적으로 의대생들이 외과를 피하는 현상은 이미 어제 오늘의 일이 아니다.

종합병원에서 근무하는 흉부외과나 일반외과 의사는 과도한 업무에 시달린다. 외과 의사라면 몇 시간씩 걸리는 대수술을 집도하면서 두 가지 걱정에 시달려야 한다. 하나는 자칫 소송에 휘말릴지도 모르는 의료 사고의 가능성, 또 하나는 들인 노력에 비해 돌아오는 대가가 많지 않다는 상대적 박탈감에 시달려야 한다. 힘들게 의대에 들어가 현실적으로 똑같이 노력했지만, 피부과, 안과, 이비인후과 같은 진료과 전공의는 위험이 적고 수입이 상대적으로 많은 것이 현실이다. 거기다 개업까지 쉽게 할 수 있기에 젊은 의사들이 몰리는 반면, '의술의 꽃'이라는 외과에선 전공의를 구하지 못해 고심하고 있는 것이다.

이는 국가적 의료 환경에 득이 되지 못한다. 사이버나이프 같은 첨단 의료 장비들이 의사 부족을 메워줄 수 있다고는 하나 아직은 어느 정도 한계가 있다. 이는 로봇 시술 시대로 가는 과도기일 수는 있지만, 아무리 로봇 시대가 된다 해도 사명감 있는 의사들이 반드시 필요하고, 우리 사회가 그러한 환경을 조성해줘야 한다.

잠시 에둘러온 느낌이지만, 결국 암환자의 수술 같은 외과 치료가 보다 효과를 보려면 실력 있는 의사들이 배출되어야 한다. 환자의 처지에서 이를 해석하면, 병원의 간판이 아니라 담당 의사의 실력을 보고 수술을 결정해야 한다는 것이다. 해당 의사가 내가 앓는 암의 종류와 같은 사례를 얼마나 많이 경험했느냐, 또 그 결과는 어떻게 되었느냐 하는 점들을 살피는 것이 우선이어야지 병원의 이름만 보고 무작정 찾아갈 일이 아니다.

개인적으로는, 특히 암 수술과 관련해 의사의 경력 정보를 공개하는 것이 바람직하다고 본다. 그래서 실력이 뛰어난 의사가 더 대접을 받고 젊은 의사들도 여기에 자극받아 자신만의 전문 분야 연구에 더 매진할 길을 열어줘야 한다. 그리고 그 혜택은 고스란히 암환자의 몫이 되어야 할 것이다.

환자는
짐짝이 아니다

유명한 종합병원에 다녀와 불평 한 마디쯤 안 내뱉는 사람을 못 봤다. 남녀노소를 가리지 않는다. 대기표를 받고 하염없이 기다리는 사소한(?) 문제만이 아니다. 대부분 환자는 환자인 것도 서러운데 행여 무슨 중요한 검사나 진단을 빼먹지는 않을까 눈치를 보며 그저 시키면 시키는 대로 아무 말 못하고 참는다. 암환자라면 상황이 더 나쁘다. 내게는 목숨이 달린 일인데 병원에선 그저 그 많은 환자 가운데 한 명일 뿐이고 1달 넘게 기다린 예약 순서가 돌아오면 의사 10분 면담에 도장 찍어 돌려보내는 예금통장 같은 취급을 받기 일쑤다. 더구나 요즘은 서비스 개선 노력을 해서 무슨 무슨 인증을 받았다고 현수막을 걸어둔 곳도 많지만 무슨 서비스가 개선되었는지, 환자는 별 차이점을 느끼지 못한다.

환자는 짐짝이 아니다. 그러나 우리나라 많은 병원에서 환자는 짐짝처럼 취급된다. 이유는 간단하다. 한 병원에 너무 많은 환자가 몰리기 때문이다. 우리나라 환자들은 무슨 이유에서인지 큰 병에 걸릴수록 큰 병원을 찾는다. 비싸면 더 좋다고 생각하는 것인지, 유명하면 다 좋다고 생각하는 것인지 아무튼, 제아무리 큰 병원이라도 몰려드는 그 많은 환자를 적정하게 돌볼 수는 없기에 문제가 생기는 것이다. 주어진 환경에서 환자를 처리해야 하니 환자를 소홀하게 응대할 수밖에 없다. 더구나 그렇게 짐짝 취급을 해도 환자들이 줄지 않고 또 몰려오니 이젠 아예 대놓고 빨리빨리 환자를 처리하는 악순환이 계속되는 것이다.

앞에서 이야기했듯이 암 수술은 외과의사의 능력에 따라 결과가 달라지므로, 무조건 큰 병원에 간다고 해서 해결될 일이 아니다. 병원과 의사가 생각을 바꿔야 한다. 환자라면 누구나 더 나은 의료서비스를 받고 싶어 한다. 그러니 사람이 많이 몰리는 큰 병원이 더 좋을 것이라는 막연한 기대를 이용해 계속 환자를 늘려간다면 결국 어디선가 부실 진료가 나올 수밖에 없다. 한두 번은 그렇다 쳐도 결국 의료 문화의 수준은 높아지지 않는다.

자본주의 사회에서 결국 선택은 환자의 몫이지만 적어도 정확한 정보는 줘야 하지 않을까. 어느 병원에선 어떤 수술을 잘하고 어느 병원에선 어떤 암 치료에 경험이 많고 하는 식으로 환자들이 객관적으로 의사를 선택할 길을 열어줘야 한다.

사실 더 큰 문제는 따로 있다. 큰 병원에서 말기암 환자들을 대하는 방식에 대한 얘기다. 보통 큰 병원에서 말기암 환자는 환자로 인정하지 않고 집으로 돌려보낸다. 여기엔 말 못할 사정이 있다.

몸이 아파 처음 병원을 찾았을 때는 나름대로 대접(?)이 나쁘지 않다. 의사를 만나도 어디가 아프냐고 친절히 물어보고 이것저것 검사를 하자고 권하기도 해 안심하게 된다. 검사를 마치고 2주 후에 결과가 나오니 그때 보자고 해서 집으로 온다. 그러고는 2주 후 다시 병원을 찾았더니 암이 의심된다고 한다. 가슴이 덜컥 내려앉는다. 어찌하면 됩니까. 의사는 정밀 검사를 하자고 한다. 목숨이 달렸는데 못할 것이 무엇인가. 보험 적용이 안 되는 검사까지 포함해서 죄 검사를 받는다. 그러고는 또 시간이 흘러 병원에 갔더니 정말 암이란다. 이젠 어쩌나. 수술은 늦었다며 항암 치료를 하자고 한다. 고생해서 항암 치료 받았더니 얼마 안 가, 이제 말기로 진행되었으니 저희로선 더 해드릴 게 없습니다. 댁으로 돌아가셔도 좋습니다, 한다.

이렇게 된 연유는 우리나라 의료 보험 급여의 체제 때문이다. 정확히 말하자면 말기암 환자를 붙들고 있을수록 병원은 손해를 보기 때문이다. 병원은 엄연히 기업이다. 기업은 이윤 추구를 목적으로 하기에 손해를 보면서 의료 활동을 펼치는 병원은 한 곳도 없다고 봐야 한다.

이해를 쉽게 할 수 있는 예를 들어본다면 바로 자동차 정비공장이 있겠다. 엔진이 망가진 차를 받아서 고치는 가격과 범퍼가 망가진 차를 받아 고치는 가격이 같다면 누가 엔진 수리를 하려고 할까. 그것도 엔진 하나 고치는 데 1주일 걸리고 범퍼 고치는 데 1시간 걸리는 데도 가격이 같다면 결과는 뻔하지 않을까.

현재 우리나라 의료 보험 체제가 이와 같다. 그러니 병원에서 말기암 환자를 데리고 있을 이유가 없다. 초기에 검사 비용만 잔뜩 뽑고 나면 더는 가치가 없어진다. 대표적인 사례가 척추암 환자다. 척추암에 걸리면 무조건 4기 즉 말기라고 생각한다. 해서 병원에서는 척추암 환자를 서둘러 집으로 돌려보내는 것이다. 집에 돌아간 척추암 환자는 척추 마비가 되어서 자신의 대변과 소변에 둘러싸이고 피부와 뼈가 녹는 욕창의 냄새를 맡으며 죽어가는 것이다.

그러니 암환자는 이래저래 서럽다. 환자뿐만이 아니다. 환자의 가족도 힘이 들긴 마찬가지다. 더구나 부모가 환자라면 치료에 민감할 수밖에 없다. 우리나라는 잠재적 유교 사회다. 부모님이 돌아가시면 친척들은 저마다 한마디씩 거들고 나선다. 자식들은 사회에서 지탄받지 않으려 환자가 원하지 않는데도 과잉 치료와 고가 치료를 하게 된다. 물론 여기에는 의사들의 역할도 있다. 병원의 경영진은 일선 의사들에게 실적을 요구하는데 이는 대놓고 의사에게 과잉 처방을 주문하는 셈이다. 환자 보호자의 책임감과 의사들의 실적 욕구가 맞아떨어져 애꿎은 환자만 이리저리 끌려다니는 셈이다.

물론 언론도 한몫 거든다. 암 정복을 운운하면서 신약과 신기술을 소개해 환자를 유혹한다. 그 배후에는 기자들에게 돈 찔러주는 제약회사가 있다. 한 예로 병원에선 종종 말기암 환자에게 신약 임상 시험에 참가해볼 것을 권유한다. 이미 보도자료를 받아썼기에 언론에도 소개된 약이다. 그런데 문제는, 이러한 약들 대부분이 이미 그 결과가 나와 있다는 것이다. 이미 미국에서 임상 시험을 완료하여 임상 결과를 알고 있는데, 한국에서 다시 시험하는 것은 확인 차원에서 나중에 해당 약품을 병원에서 써주는 조건이 따라붙어서다. 제약회사는 나중에 임상 시험에 들어간 돈을 다 돌려받는다. 의사와 병원은 임상 시험 비용을 받아 챙기고, 언론사 기자는 촌지를 받아 챙기고, 제약회사는 결국 약값을 앞으로의 환자에게 다 벌어들일 것이므로, 임상 시험에 참가한 환자만 남의 돈벌이에 이용당한 꼴이 되는 것이다.

이 모든 것이 암을 둘러싼 흉흉하고 잘못된 소문과 공포 분위기를 조성하는 우리의 의료 문화 탓이기도 하다. 환자를 위해 치료하는 것이 아니라 자식을 위해, 의사와 병원을 위해, 제약회사를 위해 치료하는 것이 작금의 현실이다. 심하게 말하면 환자들의 죽음을 뜯어 먹고사는 잔인한 하이에나들이라 할 수 있다.

이 잔인한 암 전쟁에서 힘없고 판단력 없는 환자를 보호할 수 있는 유일한 사람은 가족이다. 특히 자식들이 마음을 굳게 먹어야 한다. 자신을 길러준 부모님이 영광스러운 생을 자연스럽게 마치도록 하이에나로부터 보호해줘야 한다. 설혹 사회적으로 지탄받더라도 진정 환자가 무엇을 원하는지, 무엇이 환자의 죽음에 보탬이 되는지 생각해 행동하는 것이 좋다.

아무리 지푸라기라도 잡는 심정이라지만 이 병원 저 병원에서 짐짝 취급을 받아가며 온갖 치료를 다 견뎌낼 필요는 없다. 환자에게 제공해야 할 최선의 것은 '사람답게 살 수 있는' 환경이다. 누구나 죽기에 죽음은 기정사실이다. 이것을 피할 수는 없다.

1968년 발표된 소설 《암 병동》은 러시아의 유명한 노벨 문학상 수상자 솔제니친의 문제작이다. 암 병동을 통해 당시 소련 사회의 병폐를 날카롭게 지적한 소설이지만, 작가 스스로 암환자로서 겪었던 경험을 살려 등장인물들의 육체와 정신세계를 상세히 묘사해 암 전문의사로서도 배울 점이 많았던 책이다. 이 소설의 배경은 지금 우즈베키스탄의 수도인 타슈켄트라는 도시의 암 전문병원이다. 개인적으로 이곳 암센터를 두어 번 방문한 적이 있는데 실제 소설처럼 상당히 낙후돼 있었다.

의료장비나 병원시설은 말할 것도 없고 진찰실은 간단한 검진만을 받을 수 있는 모습이었는데, 치료받을 때 사용하는 주사기와 주삿바늘조차도 모자라 환자나 보호자가 암시장에서 구해 와야 했다. 말 그대로 특별할 것도 없는 치료를 받고 침대 위에 하염없이 누워 있는 것이 전부였다.

사실 우리 암 병동은 첨단 기기와 시설을 갖춘, 살벌한 전쟁터 같은 분위기지만, 그곳은 전반적으로 삭막하다 못해 적막했다. 하지만 그 안에는 인간의 삶과 죽음을 성찰할 수 있는 여유가 있었다.

우리나라 암 치료 현실에서는 조용히 환자 스스로 삶을 돌아보고 치료를 통해 얻는 새 생명, 그리고 죽음에 대해 생각해볼 수 있는 여유가 없다. 물론 한국의 병원들이 소설 속 암 병동보다 훨씬 많은 생명을 구해내고 그들의 삶을 연장해주고 있지만, 쫓기듯 획일적이고 복잡한 의료 환경에 떠밀려 치료 과정이나 치료 후 삶의 질이나 가치까지는 제대로 배려하지 못한다.

단순한 수명 연장이 아닌, 암이 발견되는 시점부터 환자가 중심이 돼야 한다. 의사는 정확하고 바른 증상과 치료법을 제시해야 하지만 최종적으로는 환자 자신이 삶을 이어가는, 혹은 마감하는 방법을 선택할 기회를 주어야 한다. 너무 발전해 오히려 혼란스러운 의료 현실에서 과연 무엇이 좋은 치료인지 우리 모두 성찰해봐야 한다. 그렇지 않다면 특정 병원에 몰려드는 환자를 짐짝처럼 취급하면서 환자의 인간적 존엄성을 무시하는 오늘의 현실은 계속될 것이다.

치유 능력은
내 안에 있다

암 치료 문화를 바꾸려면 의사들의 의식
도 바뀌어야 하는 동시에 환자들도 암 조기 검사에 적극적으로 참
여할 필요가 있다. 의사는 책임감을 느끼고 환자 한 명 한 명의 상
태를 돌봐야 한다. 오진이 잦거나 의료 행위가 불성실하다면 곤란
하다. 그러나 이는 의사 개인의 소양 문제가 아니다. 의사에게 과
중한 업무를 강제하는 병원이 원인을 제공하는 셈이며, 그 병원 뒤
엔 정부 차원의 의료 체계가 버티고 있다. 위에서부터 변화가 이뤄
져야 할 문제다.

내게 찾아온 한 부부가 생각난다. 우연히 건강진단에서 간이 나

쁘다고 판정받은 아내가 남편의 성화에 못 이겨 서울로 올라왔다. 유명한 병원에 수속을 밟아 오랜 검사 끝에 초기 간암으로 판정이 났다. 의사는 수술을 권했고 수술하면 좋아진다는 말에 부부는 희망에 차 예약을 한 후 오랫동안 수술 차례를 기다렸다. 그러나 차례를 기다리던 중 담당 의사가 외국 유학을 가버렸다. 두 번째 담당 의사는 수술 대신 색전술(암에 영양과 산소를 공급하는 혈관을 막아 암세포를 죽이는 치료)을 권했다. 이 부부는 그래도 초기에 치료하게 되어 다행이라며 안심했고 치료 과정을 견뎌냈다. 어깨와 허리에 통증이 오고 많이 아팠지만 항암제 부작용이란 말만 믿었다. 그러던 어느 날, 너무 큰 허리 통증에 그 자리에 주저앉아버렸다.

남편이 둘러업고 뛰어간 동네 병원 응급실에선 암이 척추로 전이돼 척수 신경을 누르는 말기암이라 더는 해줄 것이 없다고 했다. 그러는 사이 그녀는 다시는 일어날 수가 없었다. 대소변도 가리지 못해 기저귀를 차고 그냥 방 안에 하염없이 누워 있을 수밖에 없었다.

남편은 인터넷을 뒤지고 사방팔방 뛰어다녔다. 그러다 내가 근무하는 척추암 전문병원에 전화를 해왔고 무조건 치료해달라고 사정했다. 척추 종양은 없어지겠지만 이미 신경 손상이 심해 다시는 걷거나 대소변을 가리는 상태로 되돌릴 수 없다고 말했지만 아무래도 좋으니 치료만 해달라고 사정했다.

남편의 간곡한 부탁에 담당 의료진들은 새해 첫날 휴일임에도 치료를 시작했다. 하지만 이미 끊어진 신경은 돌아올 기색이 없었다. 남편이 자리를 비운 사이 부인은 병상에 누워 담당 의사에게 말했다. "선생님, 남편에게 제 병이 이제 다 나았다고 말해주세요, 꼭 그렇게 해주세요." 의사는 그러겠노라고 대답했다. 조금 뒤 젊은 남편이 부인 몰래 의사를 찾아와 눈물을 흘리며 "아내에게 다 나았다고 말해주셨으면 합니다" 하고 부탁했다. 의사는 아무 대답도 할 수 없었다.

결과론이지만, 처음 찾은 병원에서 정확한 진단을 했더라면 이 부인의 하반신 마비는 충분히 막을 수 있었다. 물론 그 이전에 정기적으로 암 검진을 받았다면 척추까지 전이되기 전에 치료했을 것이다. 타고난 명운이라고 말하기 전에 우리 사회 전체가 이 문제를 짚어봐야 한다. 누구의 잘잘못을 가리자는 것이 아니다. 이러한 불행한 상황이 더는 일어나선 안 되겠기에 조금이라도 막아보자는 것이다. 왜 이러한 일이 발생하는 걸까.

다 떠나서, 우리 사회는 생명이 존중받지 못하는 곳이기 때문이다. 왜 자꾸 생명보다 돈을 존중하는 사회로 가는 것인지 안타까울 때가 한두 번이 아니다.

정기 검진을 예로 들어보자. (무조건 정기 검진이 좋다는 이야기를 하려는 것이 아니다. 병원의 이윤 때문에 과대 포장된 점도 없지 않으나 이 또한 궁극적으로 생명보다 돈을 중시하는 풍토가 낳은 또 다른 우리의 자화상이다.) 여기엔 돈과 시간이 든다. 돈과 시간은 현대사회에서 가장 값어치 있다는 '최고의 것'이다. 돈이 있으면 시간이 없고 시간이 있으면 돈이 없다는 우스갯소리도 있지만, 시간 아까워서 검진을 받지 않는 사람도, 돈이 없어 의료 혜택을 받지 못하는 사람도 우리 주위엔 너무나 많다.

돈도 아깝고 시간도 아까운 마당에 건강은 늘 뒷전이다. 우리 삶을 돌아보자. 돈에 관한 이야기는 너무 흔하니 여기서는 넘어가고 시간 문제만이라도 살펴보자. 시간과 싸우는 일, 영원한 젊음을 유지하는 일은 성공하지 못했다. 진시황도 불로초 구하려다 실패하고 노환으로 사망했다. 아마 불로초를 구하느라 받은 스트레스를 조금만 줄였어도 몇 년 더 살았을지도 모른다. 우리에게 충분한 시간이란 없다.

한 문화인류학자가 밝혔듯이, 암소는 먹는 데 22시간을 소비한다고 한다. 이것이 자연의 방식이다. 파리는 하루의 25퍼센트를 먹는 데 쓰고, 20퍼센트는 몸단장하는 데 쓰고, 54퍼센트는 한가하게 걸어다니거나 벽에 붙어 쉬는 데 쓴다고 한다. 파리 일생의 70퍼센트가량이 여가 시간인 것이다. 자연에서 오로지 인간만이 여가 시간을 점점 줄여가며 아등바등 살아간다. 그런데도 그것의 총량은 100년을 넘지 못한다.

우리는 살면서 "시간 없다"는 말을 너무나 자주 하지만, 정확하게 말하자면 시간은 없지도 않고 많지도 적지도 않다. 시간은 그저 '있을 뿐'이다. 이 시간을 어떻게 보내느냐가 문제인 셈이다. 유치원부터 대학까지 자는 시간 줄여가며 쫓기다가 직장에서 일에 쫓기다가 40대에 덜컥 큰 병에 걸려 돌이킬 수 없게 되면, 그때는 또 몇 개월, 몇 년 살 수 있느냐며 또 시간에 쫓기고 만다. 이래선 곤란하다. 실체를 알 수 없는 사회적 욕망에 쫓겨 정작 가장 중요한 '생명'이 누릴 시간은 온데간데없는 것이다.

'생명 존중'이란 결코 거창한 말이 아니다. 그러한 사회가 된다는 것이 무슨 획기적인 정부 정책만으로 되는 것도 아니고 누구나 부자가 된다고 이뤄질 성질의 것도 아니다. 따지자면 '내 몸 아끼는' 것이 생명 존중의 시작이다. 건강은 건강할 때 돌보라는 말을 새겨들어야 한다.

어떤 병이든 치유 능력은 내 안에 존재한다. 이 치유 능력을 평소 높여놓는다면 암과 같은 질병에 걸릴 위험을 적게 만들거니와 설령 암에 걸렸다고 하더라도 당당히 맞설 길이 쉽게 열릴 것이다.

우리 몸은 면역력이라는 훌륭한 자가 의료 기관을 운영하고 있다. 앞에서도 살펴봤지만, 우리가 진단할 수 있는 암은 빙산의 일각이다. 암의 크기가 어느 정도 자라야 비로소 암이 있다고 진단할 수 있다. 즉 몸속의 작은 암은 발견되지 않고 있으며 그러한 암은 현재로서는 현대 의학의 사각 지역에 있다. 그러므로 이러한 사각 지역의 암은 우리 몸의 면역 치료 체계에 맡길 수밖에 없다. 우리 몸의 면역 기능은 거의 매일 암세포를 자연 치료하는 가장 믿을 만한 의사다. 면역 기능이 있기에 우리는 매일 암에 걸렸다가 완치되는 '기적'을 누리며 사는 것이다.

간혹 의학적으로 완벽하게 설명되지 않았는데 '어느 날 암이 사라졌다'는 이야기를 듣게 된다. 이런 이야기를 다 자기 식대로 해석해서 일부 엉터리 대체요법과 민간요법이 혹세무민의 미끼로 사용하기도 하지만, 실제로는 여러 가지 요소가 복합적으로 일어난 경우로 볼 수 있으며 특히 몸 안의 면역력이 큰 역할을 했을 가능성이 크다. 이 면역력이라는 것은 병에 걸리는 것을 방지하기도 하지만 든 병을 낫게 하는 역할도 하기 때문이다. 암환자라면 식생활과 생활습관 등을 돌아보고 문제점이 있다면 반드시 개선해 면역력을 높여야 한다. 치유 능력은 바로 내 안에 있다고 믿어야 한다. 희망과 자신감을 품으면 면역력도 높아진다. 이를 명심하자.

면역력에 관한 이야기를 더 진전시켜보자. 우리 인류가 원시 사회에서 벗어나 문명사회를 이뤄 살게 된 큰 이유는 도구를 사용했기 때문이다. 이빨이 맹수처럼 튼튼하지 않기에 불로 음식을 익혀 먹기 시작했고 동물의 뛰어난 민첩성이나 근력을 따라잡

고자 창이나 화살 그물을 만들어 사냥에 이용했다. 더 적은 에너지로 더 무거운 물건을 더 멀리 옮기고자 수레를 만들었고, 지금은 비행기와 우주선도 만들어 타고 다니기에 이르렀다. 혹자는 인류가 컴퓨터를 개발한 것도 인간 뇌의 용량이 복잡해진 사회를 제어하는 데 한계에 다다르자 새로운 도구로 내놓은 것이라는 이른바 진화론적 관점을 제시하기도 했다. 그러니까 도구의 개발이 손과 발을 대신하는 것에서 출발해 이제 뇌의 연장까지 이른 셈이다. 이런 관점에서 본다면 우리 몸의 면역력은 '의학'이라는 또 다른 '도구'를 거느린 셈이다. 의학은 생명 유지를 본능으로 하는 인간이 만들어낸 면역력의 일종이라 할 만하다.

병원, 의사, 의료장비 이런 것들이 면역 체계의 일종이라 생각하면 그것을 잘 이용하는 것 또한 그다지 어려운 일이 아니다. 내가 하고 싶은 말은 이것이다.

"병원도 우리가 활용할 수 있는 면역체계다. 그러니 개인이 마음먹기에 따라 병원을 능동적으로 잘 이용할 수도 있고 그렇지 않을 수도 있다."

암 병동을 교도소로 만드는 주범이 아무리 의료 체계에 있다고 한들, 환자가 주체적으로 병원이야말로 내 몸이 요구하는 면역 체계라고 생각한다면 그때부턴 내 집처럼 편안해질 것이다.

많은 사람이 가장 좋은 암 치료법으로 우리 몸의 면역 기능을 높이는 것을 꼽는다. 다만 대부분 면역력을 높이는 일이 민간요법과 가깝고 집에서만 하는 일로 생각하기 쉬운데, 그렇지 않다. 의학적인 치료도 면역 기능의 일부라고 생각해보라. 능동적으로 치료에 임하는 환자가 시종일관 불안해하는 환자보다 완치될 가능성이 훨씬 클 것이다.

생각보다 시간은 훨씬 많다. 내 안의 치유 능력을 믿고 살아 있음의 기쁨을 순간순간 느끼며 나아갈 때다.

4
암, 얼마든지 극복할 수 있다

암 치료에는
정답이 없다

　　　　척추로 전이된 말기암 환자들에 대해 이야기해볼까 한다. 갈 곳 없는 사람들이다. 거듭 이야기했듯이 말기암 환자는 병원에서 잘 받아주지 않는다. 그럼에도 이들은 엄연한 환자이고 생명의 존엄성을 생각한다면 응당 그에 맞는 치료 서비스를 받아야 할 권리가 있다.

　현재의 의료 시스템은 이들 말기암 환자는 더는 손을 쓸 수 없는 환자로 취급한다. 그러나 암환자일수록 죽음의 순간까지 자신의 의지대로 세상과 대화하며, 세상을 응시하며, 생의 마지막을 능동적으로 받아들일 수 있어야 한다. 대부분의 척추암 환자들은 마비가 찾아와 그저 침대에 누워 있다가 고통 속에서 홀로 비참하게 죽어간다. 매년 그 수가 늘어나 한 해에 2만 명 정도가 말기 척추암으로 고통받고 있다. 적어도 우리가 할 수 있는 한, 인간 모두에게 행복한 죽음을 맞을 권리가 있다고 생각한다면, 더 많은 수의 환자들이 그 권리를 찾을 수 있도록 도와야 한다.

우리는 '암'의 공포에 노출되어 살아간다. 그 암이 우리 의식 속에 죽음과 연결돼 있는 한, 암의 공포로부터 자유로워질 수 없다. 우선은 '완치' 아니면 '죽음'이란 이분법으로 암 치료의 모든 과정을 재단하는 기존의 시각을 버려야 한다.

오랜 세월 환자를 돌보며 나름대로 내가 내린 결론은, 감히 말하자면, 암 치료의 과정 속에서 환자로 하여금 '생명'의 의미를 새롭게 받아들이도록 하는 것이 곧 암의 '완치'가 아닐까 하는 것이다.

세상의 이치는 어느 인류학자의 말처럼 '준공의 순간이 붕괴의 시작'이다. 생명은 태어나는 순간, 죽음을 예정하고 있다. 영원한 삶이란 없기에 그렇다. 그 생명 활동을 우리 각자가 어떻게 누리는가 하는 문제가 핵심이다. 우리가 문제 삼는 암 또한 그러한 생명 과정의 일부이고 그 암의 치유 또한 그러하다. 이 점을 받아들인다면 암의 극복은 이미 내 안에서 시작되었다고 할 수 있다.

말기암 환자인 척추암 환자는 얼마 안 가 더는 생명 활동을 할 수 없을지 모른다. 그게 언제인지는 모르지만 가까운 미래에 일어날 일임은 알 수 있다. 또한 그 기간에 환자가 겪을 일들이 어떤 것인지도 알고 있다. 상황이 이러한데, 이제는 너무 진행되어 암을 깨끗하게 제거해낼 수 없다 하여 이 환자를 집으로 돌려보내고 말 것인가. 아니면 긍정적이고 능동적으로 죽음을 준비할 수 있도록 도와주는 것이 옳은가.

암 치료가 암환자를 상대로 "죽음이냐? 삶의 연장이냐?" 혹은 "완치냐? 부작용이냐?" 하는 식의 양자택일을 강요하는 방식이 되어서는 곤란하다. "수술하면 몇 개월, 하지 않으면 몇 개월" 하는 식도 곤란하다. 암 치료는 암환자가 암에 대해 솔직하게 받아들이고 암과 더불어 자신의 삶을 재의미화하는 과정이어야 한다.

내 입장에선 척추암 환자가 치료를 받아 통증이 완화되고 마비 발생 정도가 낮아지는 것과 초기암 환자가 성공적인 수술로 암을 떼어낸 후 재발 방지 과정에 들어서는 것 사이에 본질적 차이는 존재하지 않는다. 둘 다 치료의 과정일 뿐이다. 그 치료를 받아들이는 환자의 태도에 따라 치료의 결과가 달라질 뿐이지 이 둘을 비교하는 것은 무의미하다.

암 치료엔 정답이 없다. 다만 우리 모두가 암에 대해 솔직하게 말하고 받아들이고 극복할 수 있는 합의점을 찾는 '과정'이 존재할 뿐이다. 의사나 환자나 겸허하게 현실을 받아들이고 삶의 의미를 돌보는 계기로서의 '치료'에 임해야 한다. 수술, 방사선 치료, 항암 치료 등의 암을 다스리는 방법을 선택할 때, 환자 스스로 능동적으로 받아들일 때 더 큰 효과가 있다는 사실은 잘 알려져 있다.

나는 환자들에게 솔직하게 말하는 편이다. 치료를 하기 전에 충분한 대화를 나누지만, 대부분 환자에게 하는 말은 비슷하다.

"이 치료가 몸에 있는 암을 다 제거하는 것은 아닙니다. 언제 돌아가실지 또 갑자기 기적이 일어나 암이 없어질지는 저도 모릅니다. 몇 개월을 더 사실지, 몇 년을 더 사실지 장담할 수도 없습니다. 그러나 이 치료를 받아 경과가 좋으면 당분간 생활하시는 데는 큰 문제가 없으실 것입니다. 그렇게 되면 맛있는 음식 많이 드시고 가족과 행복하게 시간을 보내시고 좋은 곳에 여행도 다니시고, 그리운 사람도 찾아가 만나시고, 지금까지의 일생에서 가장 행복한 시간을 갖게 되시길 바랍니다."

그리고 나서 말기암인 척추암 환자가 치료 후 기쁜 마음으로 병원 문을 나서는 것을 보면서, 나는 늘 마음속으로 '완치했다'고 생각한다.

암에 걸리고도
더 건강해질 수 있다

암은 충분히 극복될 수 있다. 의학 기술의 발달로 머지않아 암은 정복될 것이다. 그러한 의학 기술의 발달과 전혀 무관하게 지금도 암은 극복할 수 있는 병이다. 단, 조건이 있다. 그 첫 번째가 바로 우리 스스로 '암에 대한 인식'을 바꾸는 일이다. 두 번째로 병원의 의료 서비스가 이렇게 바뀐 인식 위에서 철저하게 환자 중심으로 바뀌어야 한다.

그동안 암 병동은 '죽음의 대기 장소' 혹은 '절망으로 둘러싸인 죽음의 교도소'로 여겨져왔다. 병상에서 허망하게 죽어가는 죽음이 암에 대한 오해를 확신시키고 공포를 증폭시키며 의료계와 보험업계와 미디어의 이익에 의해 다시 재생산되는 과정을 거쳐, 암이라면 모두 벌벌 떠는 현실을 만들어온 것이다.

그러나 암환자는 암 때문이 아니라 공포 때문에, 또는 영양 결핍 상태에서 오는 합병증으로 숨을 거둔다. 환자 스스로 몸을 돌보고 치유할 수 있다는 희망을 품는다면 암은 얼마든지 정복할 수 있는 병이다. 할 수 있는 최대의 노력을 다하는 과정이 곧 치유의 과정이다. 절망에 빠져 스스로 아무것도 하지 않는다면 암에 진 것이 아니라 암의 공포라는 보이지 않는 유령에게 진 것임을 알아야 한다.

우리나라 보건복지부와 국립암센터에서 권고하는 '암 예방 수칙'을 보면 다음과 같다.

1. 담배를 피우지 말고 남이 피우는 담배 연기도 피하기
2. 채소와 과일을 충분하게 먹고, 다채로운 식단으로 균형 잡힌 식사하기
3. 음식을 짜지 않게 먹고, 탄 음식을 먹지 않기
4. 하루 한두 잔의 소량음주도 피하기
5. 주 5회 이상, 하루 30분 이상, 땀이 날 정도로 걷거나 운동하기
6. 자신의 체격에 맞는 건강 체중 유지하기
7. 예방접종 지침에 따라 B형 간염 예방접종 받기
8. 성 매개 전염병에 걸리지 않도록 안전한 성생활하기

9. 발암성 물질에 노출되지 않도록 작업장에서 안전 보건 수칙 지키기

10. 암 조기 검진 지침에 따라 검진을 빠짐없이 받기

아마도 이 열 가지 수칙을 다 지키며 산다면 암뿐 아니라 어떤 병이라도 피해 갈 것이다. 이 수칙은 예방 수칙이기도 하지만 암환자의 생활 수칙에도 그대로 적용된다. 자 이제 눈을 감고 생각해보자.

'만약 내가 암에 걸렸다면?'

위의 예방 수칙의 50퍼센트만 지켰어도 암에 걸리지 않았을 거라는 후회를 하게 될 것이다. 물론 암 예방 수칙을 100퍼센트 다 지켜도 암에 걸릴 수 있다. 암은 확률 게임이 아니기에 예측을 전혀 장담할 수 없다. 그러나 원인 없는 결과는 없다. 무엇이든 이유가 있게 마련이다. 이 암 발병 원인을 조금씩 줄여 나간다고 해서 손해볼 것은 없다. 여기에서의 핵심은 암에 걸리지 않기 위해서라기보다 내 건강을 위해 평소 생활을 잘 관리하는 지혜가 필요하단 것이다.

암 예방 수칙을 곰곰이 살펴보면 한 가지 공통점이 있음을 알 수 있다. 살면서 무리하지 말라는 것이다. 과유불급過猶不及! 지나침이 모자람보다 못하다는 것인데, 이게 우리 일상생활에서 잘 지켜지지가 않는다. 폭음하게 되고 과식하게 되고 스트레스 왕창 받

으며 돈 벌어야 하고, 운동해야지 생각만 하고는 시장 갈 때도 차를 끌고 나서게 되는 것이다. 이렇게 모든 것이 지나치면 그 자체로 우리 몸은 엄청난 스트레스에 시달리게 된다. 현대인은 너무 바빠서 스트레스를 받는 것인데, 혹여 안 바빠지면 불안해지는 스트레스마저 받는다. 이러한 스트레스는 면역력을 떨어뜨리고 마침내 누군가는 암의 공격에 무너지고 마는 것이다. 우리 몸 안에 암은 매일 생기고 자라지만, 면역력은 그것을 물리친다는 이야기는 앞에서 말한 대로다. 이 면역력의 최대 적은 스트레스다. 그러니 바쁜 사람일수록 암에 더 취약하다.

역설적으로 말해 인간은 누구나 행복할 권리가 있다는 견해에서 보자면, 몸과 마음을 혹사하면서 앞만 보고 달려가던 바쁜 사람이, 그러한 이유로 과도한 스트레스에 시달리다 암에 걸려 자신의 삶을 돌아볼 수 있는 계기가 된다면 그 또한 나쁘지 않을 것이다. 그렇다면 결론은 하나다. 행복이 무엇인지 다시 생각해볼 여유를 갖는 것, 그것이 암을 예방하는 최고의 방법이다.

무리하지 말고 오버하지 말고 바쁘지 않게 느긋하게 살 수 있다면, 설령 암에 걸리더라도 크게 문제 될 것이 없다. 그런 사람이라면 암도 쉽게 극복할 것이다. 이것이 핵심이다. 암에 걸렸다고 낙심하지 말고 일어서라. 긍정적으로 사고하고 자신의 생활습관을 돌아보고 반성하고 바꾸고자 노력하라. 대표적인 몇 가지만 살펴보자.

깨끗한 물을 조금씩 자주 마셔라

우리 몸은 70퍼센트가 수분이다. 몸뿐이랴. 맑은 물이 흐르는 땅을 생각해보자. 우리는 그런 땅을 옥토라 부른다. 강에서 중금속 성분이 검출되는 것만 중요한 것이 아니다. 우리 몸의 수질 오염도 심각하게 받아들여야 한다. 각종 화학 성분이 들어 있는 음료를 마시면서 혹은 습관적으로 술을 치사량까지 마시면서 낙동강의 페놀을 걱정하는 것은 난센스다. 몸에 맑은 물이 흐른다면 자연히 몸은 건강할 수밖에 없다. 습관을 조금만 바꿔보자. 암환자일수록 깨끗한 물을 자주 마시는 것이 좋다.

과일과 채소를 가까이하라

너무나 흔히 듣는 말이어서 새로울 것이 없다. 과일과 채소를 먹으면 암뿐만 아니라 다른 질병들로부터 몸을 보호할 수 있다. 과일과 채소의 섭취량을 늘리면 암 발생이 10퍼센트 정도 감소한다는 연구결과도 나와 있지만, 우리 몸은 자연의 일부이기에 자연스러운 신진대사가 이뤄질 때 가장 건강하다 할 것이다. 육식에 지나침이 많으면 병이 되는 이치는 당연하다. 과일과 채소는 폐암, 위암, 대장암, 유방암, 방광암, 구강암, 인두암, 후두암, 식도암, 직장암 등 한국인이 잘 걸리는 대표적인 암의 발생을 막는 효과가 있다.

탄 음식, 짠 음식을 멀리하라

먹을거리가 우리 몸에 중요한 이유는 아주 간단하다. 먹을거리는 인간의 몸과 자연이 대화하는 가장 원초적인 방식이다. "먹지 않으면 죽고 먹으면 산다." 이는 자명하다. 생명활동의 기본이다. 먹을거리는 자연에서 나오고 우리는 그것을 내 안에 받아들였다가 다시 자연으로 돌려보내면서 삶을 영위하다 마침내 우리 몸 또한 자연으로 돌아가는 순환 속에서 살아간다. 그러니 잘 먹으면 잘 살 수 있는 것이 당연하다. 잘못 먹으면 탈이 나는 것도 당연하다.

왜 우리는 이 간단한 이치를 잊고 사는 것일까. 짠 음식은 위 점막을 손상시키고 위염을 유발해 결국 위암 발생의 원인을 제공한다. 고기나 생선이 불에 타면 헤테로사이클릭아민heterocyclic amine이라는 물질이 생성되는데, 이 물질은 유전자 변형을 일으키는 대표적인 발암물질이다. 이런 음식은 멀리하는 것이 좋다.

담배는 무조건 끊어라

담배의 위험성은 너무나 많이 알려졌기에(심지어 담배 포장지에도 폐암 등을 일으킬 수 있다는 위험 경고가 나와 있으므로) 새삼스러울 것은 없다. 무조건 끊어야 한다.

문제는 스트레스다. 담배를 끊으려면 스트레스를 다스리는 법부터 배워야 한다. 종종 '담배를 끊느라 스트레스를 받는다면 더 안 좋을 것'이라는 궤변이 나돌고 있는데 이는 완전히 본말이 전도된 경우다. 담배를 피우지 않아도 스트레스가 관리되는 상황으로 바꾸는 것이 최선이다. 그러니까 담배를 피우는 사람은 독성물질과 정신적 스트레스의 두 가지 위협으로부터 협공을 받는 셈이다. 담배를 피워서 스트레스를 줄인다는 생각을 버리고 평소 생활에서 '스트레스를 줄여 담배를 필요 없게 만드는 것'이 담배를 끊는 지름길임을 명심하자.

술자리를 관리하라

세계보건기구 기준으로 하루에 소주 반 병을 꾸준히 마시거나, 일주일에 2병 이상을 계속해서 마시는 사람은 알코올 중독을 의심할 수 있다. 우리나라 기준에서 너무 가혹한 규정이긴 하다. 미국의 '알코올남용-알코올중독연구소National Institute on Alcohol Abuse and Alcoholism'는 남자가 하루에 소주 1병 이상, 여자가 하루 반 병 이상의 음주를 계속한다면 알코올 중독 위험성이 있다고 분류한다. 세계보건기구보다는 조금 완화된 수치를 내놓고 있다. 이 두 기관의 기준이 다른 것에서도 볼 수 있듯이 음주는 일종의 '문화적 현상'이기에 국가별 개인별로 그 정도의 차이가 나게 된다. 이를 표준화해 발표한다는 것도 어려운 점이 있다. 즉 어떤 자리에서 어떤 술을 어떻게 마시느냐가 중요한 것이다. 최고가의 고급술을 마신다 해도 무리하면 탈이 될 수 있고, 막걸리를 마셔도 기분 좋게 한 잔 걸치는 술자리는 생의 활력이 될 수 있다.

앞서 이야기했듯이 늘 도를 넘는 것이 문제다. 현명한 사람이라면 술자리를 관리할 줄 알아야 한다. 내가 제어할 수 없다고 느낄 때 끊어야 하고 어느 날 습관적으로 술병을 집어 드는 나를 발견하면 빨리 병원으로 달려가야 한다. 술을 먹지 않는 사람에 비해 습관성 음주자가 간암에 걸릴 확률이 10배가량 높다. 우리나라 남성의 간암 발생률은 선진국과 비교하면 월등히 높다. 누가 봐도 술 문화 때문이다.

최근 줄어든 추세로 접어들었지만 이젠 여성도 조심해야 한다. 유방암도 음주와의 연관성이 연구 발표된 적이 있는데, 최근 유방암 환자와 여성 알코올 중독자의 증가 추세의 상관관계가 심상치 않다.

규칙적으로 운동하라

해본 사람은 알겠지만, 매일 30분 이상 규칙적인 운동을 하면 몸이 가벼워지고 생활이 즐거워진다. 병에 걸릴 시간이 없다. 이렇게 운동을 따로 해야 하는 현대인이 행복한 것인지 불행한 것인지 모르겠지만, 우리 몸 안의 유전자 정보는 (거의 10만 년간 축적되어온 대로) 들로 산으로 뛰어다니며 수렵활동을 하게끔 입력되어 있다. 농사를 짓게 되어 땅에 정착한 지도 이제 채 1만 년이 되지 않았다. 우리 몸은 움직여야 한다. 움직이지 않으면 병이 생기는 것은 당연하다. 컴퓨터시대가 계속되어 10만 년쯤 더 지나면 우리 후세들은 러닝머신에 올라가 사람이 뛴다는 사실에 경악하겠지만, 지금은 뛰어야 한다.

운동과 암 발생의 연관성을 연구한 논문도 제출된 바 있고 역학 연구로 운동이 대장암, 유방암, 전립선암, 자궁내막암, 폐암을 예방한다는 사실도 밝혀진 바 있다. 무엇보다 암만큼 무서운 질병인 심혈관계 질환과 대표적인 성인병인 당뇨병을 예방할 수 있다. 그러니 당장에라도 나가서 몸을 움직이는 것이 좋다. 중요한 것은 암환자일수록 운동에 더 적극적으로 나서야 한다는 것이다. 식이요법도 중요하지만 운동도 중요하다. 무리가 가지 않게 계획을 세워 몸을 움직이면 자연스럽게 삶의 활력을 찾게 된다. 더는 없다. 삶의 활력을 찾는 과정이 암 치료 과정임을 명심해야 한다.

정기적으로 암 검진을 받아라

암이 위험한 병이라고 여겨지는 이유는, 통증이나 문제를 느껴 병원을 찾았을 때는 이미 상당히 진행된 상태로 발견되기 때문이다. 환자가 이상 증상을 느끼고 병원을 찾을 때는 이미 손쓸 수 없을 만큼 암이 커져 있거나 다른 조직으로 전이된 경우가 많다. 그래서 정기적으로 암 검진을 받는 것이 중요하다. 조기에 발견한 암은 대부분 완치가 가능하다. 한국인이 잘 걸리는 위암, 간암, 대장암, 유방암, 자궁경부암 등은 국가 차원에서 관리가 되고 있기에 비교적 쉽게 검진을 받을 수 있다. 위암은 조기 발견하면 90퍼센트 이상이 완치되고, 대장암과 자궁경부암은 암 검진으로 전암 단계의 병변을 발견하여 치료함으로써 암 발생 자체를 줄일 수 있으며, 유방암 역시 조기 진단만 되면 유방 모양을 그대로 유지한 채 암을 완치할 수 있다.

국립암센터에서 관련 의학회와 공동으로 마련한 '5대 암 검진 권고안'은 다음과 같다. 이를 참조해 정기적인 암 검진을 계획을 세워 실천하는 것이 좋다.

여기서도 한 가지 분명히 밝혀둘 것은 조기 검진을 한다고 해서 모든 암을 피해갈 수 있다는 맹신을 버려야 한다는 것이다. 조기 검진은 나중에 혹시 닥칠지도 모르는 큰 피해의 가능성을 줄이는 일종의 '리스크 관리'라고 생각해야 한다. "나는 암 검진을 받고 있으니까, 뭐 걱정 없어. 마시자!" 하는 식은 곤란하다. 건강은 평소 생활습관에 따라 좌우되는 것이다. 암을 걱정하기 이전에 몸을 아끼는 생활습관을 들이는 것이 먼저다.

<5대 암 검진 권고안>

종류	대상 연령	주기	방법
위암	40세 이상	2년	위장조영촬영
			위내시경검사
간암	40세 이상	6개월	간초음파검사
			혈청알파태아단백검사
대장암	50세 이상	1년	대장내시경검사
			이중조영바륨검사
			에스결장경검사
			분변잠혈검사
유방암	30세 이상 여성	매월	유방자가검진
	35세 이상 여성	2년	유방임상진찰
	40세 이상 여성	2년	유방촬영술
			유방임상진찰
폐암	54세 이상	2년	흉부 X선 사진
			저선량 CT 검진

암환자의 가장 큰 적은
무기력이다

암환자의 가장 큰 적은 '무기력'이다. 암이란 것을 알고 난 후 심한 공포에 빠지는데 이 기간이 지나면 심리적 공황 상태가 찾아오고 곧이어 모든 것을 포기하고 마는 무기력증에 시달리게 된다.

일단 온종일 누워만 있고 음식도 멀리하며 외출을 삼가고 사람을 피하면서 심지어 가족 얼굴조차도 보기 싫어진다. 불확실한 미래에 대한 공포에 사로잡혀 무기력증에 빠져 있다면 그야말로 암보다 더 무서운 병에 빠진 셈이다. 건강한 사람도 무기력해지면 없던 병까지 얻게 되는 것이 자연의 이치인데, 암환자가 무기력하다면 이는 곧 삶의 포기를 의미하는 것이다.

지금까지 계속 이야기해왔고 다시 강조하지만, 암을 둘러싼 온갖 오해와 억측이 만연한 현실에도 이 책을 쓰는 이유는 단 하나다. "암환자는 암으로 죽지 않으니, 당장 자릴 털고 일어나시라!" 하는 것이다. 생명은 스스로 돌봐야 진정 가치 있는 생명이며 스스로 의미를 부여할 때 그 삶 또한 아름다운 삶이 된다는 평범한 이치를 우리는 알고 있다. 그런데 왜 무기력에 빠져 일어나지 않으려는 것일까.

말기암으로 판명된 환자는 사실 검사 결과가 나오기 직전까지는 일상적인 삶을 산 평범한 사람에 불과했다. 말기가 되도록 암이 자랐음에도 일상생활을 해온 것이다. 그러니 암 판정을 받았다 하더라도 일상생활을 못할 정도로 당장 어떻게 되는 것은 아니다.

이제부터 주어진 삶을 잘 살다 가면 된다. 무기력을 떨쳐내고 자신감에 넘치는 생을 살아야 한다. 여기서는 누구나 쉽게 실천할 수 있는 몇 가지 방법을 살펴본다.

마음의 긴장을 풀어라

심리적으로 위축돼 있으면 자연히 몸의 근육이 굳는다. 우리가 알지 못하는 사이에 내부 기관도 스트레스를 받아 경직되기 때문에 몸은 더 아프고, 병증은 악화하는 경우가 많다. 마음을 풀어야 몸도 풀린다. 여유를 갖자. 긴장을 풀고 너그럽고 차분한 마음을 유지하는 것이 필요하다. 매사에 신경질적인 태도를 보였다면, 이제라도 조금씩 바꿔보자. 암이 뭐, 대수인가? 하면서 자신감을 찾고 여유를 가져라. 몸도 훨씬 부드러워질 것이다. 좋은 음악을 들으며 명상에 빠져보는 것도 좋은 방법이다.

숨을 길고 느리게 쉬어라

마음이 다급해지거나 온갖 걱정들로 머리가 복잡해져 온다면, 심호흡이 효과가 있다. 바른 자세로 앉거나 편안하게 서서 숨을 길게 들이마시고 천천히 길게 내쉬면서 몸의 긴장을 푸는 습관을 들이면 좋다. 호흡을 조절하는 법을 터득해 나가면서 긴장 상태에서 빨리 벗어나는 나만의 방법을 만들 필요가 있다. 통증이 오거나 심리적 스트레스를 받을 때, 이 방법은 효과가 있다.

머리를 맑게 하라

호랑이굴에 잡혀가도 정신만 차리면 살 수 있다는 옛말을 기억하자. 암 투병이 호랑이굴에 잡혀간 것보다는 상황이 훨씬 낫다. 규칙적으로 잠자리에 들고 규칙적으로 일어나고 식사량을 조절하고 운동을 해서 머리를 맑게 유지해야 한다. 우리의 머리(뇌)는 신체 모든 부분의 정보 분석, 연산, 제어, 처리 등등의 기능을 수행하는 중앙처리장치다. 아인슈타인도 뇌를 10퍼센트밖에 쓰지 않았다 하지 않는가. 우리의 뇌는 무궁무진한 가능성을 가진 기관이다.

다른 이유도 많지만, 머리를 맑게 유지하면 (예를 들어 아직 의학적으로 밝혀지지 않은) 숨겨진 면역 기능을 동원할 수도 있을 것이다.

양서를 골라 책을 읽어라

뜬금없이 책을 읽으라는 것이 아니다. 암환자에게 가장 필요한 것 중의 하나가 스스로 운명을 결정하고 개척한다는 '자기 존중의 마음'이다. 삶의 의미를 깨닫고 세상의 이치를 알아가며 내가 누구인지 밝히는 방법 중에 으뜸은 역시 독서다. 평소에 못 읽어둔 책을 천천히 읽는 것도 좋고, 평소 책을 멀리한 사람이라도 한 줄이라도 읽겠다는 차분한 마음으로 책을 가까이하는 것이 좋다. 환자의 보호자도 TV만 켜줄 것이 아니라 책을 가져다주는 것이 훨씬 현명한 일임을 잊지 말아야 한다.

몸을 움직여 취미생활을 시작하라

목표의식이 있는 삶은 쉽게 지치지 않는다. 포기는 가장 좋지 못한 선택이다. 암에 걸렸다면 사실 조금 여유가 생긴 셈이다. 앞만 보고 달려온 인생에 과부하가 걸려 쉬라는 것일 수도 있고, 자신을 아끼고 사랑하는 시간을 가지라는 경고일 수도 있다. 받아들이기 나름이다. 이제부터는 몸을 움직여 자신이 좋아하는 여가를 즐겨야 한다. 손과 발을 이용한 취미생활이라면 더욱 좋다. 손을 많이 움직이면 뇌 활동에 도움이 되고 발을 많이 움직이면 심장 활동에 도움이 된다. 몸은 하나의 유기체다. 즐겁고 긍정적인 생체 활동을 돕는 효소들을 일깨운다면 암도 쉽게 다스릴 수 있다.

암을 극복하는
의학적 방법들

　　　　　　　　독일의 생물학자이자 의사였던 라이츠는
《세포들의 반란》에서 인류가 암을 치료하는 데 강철과 광선의 덕
을 톡톡히 보았다고 서술했다. 강철은 말 그대로 메스를 뜻한다.
즉 수술을 말하는 것이다. 광선은 방사선 조사를 통해 암을 치료
하는 방법을 뜻한다. 그러나 이러한 치료술의 발전만큼 중요한 것
이 진단 기술의 발전이다.

　암 치료의 기본은 정확한 진단이다. 진단이 정확하게 이뤄져
야 치료의 방법과 치료의 목적이 정해진다. 암세포의 진행 상태
를 파악하고 몸 어디에 있는지를 정확하게 알아내야 그것을 수술
로 떼어낼 것인지 방사선으로 치료할 것인지 결정할 수 있다. 통

계로 보면 선진국 기준으로 100명의 암환자 가운데 22명이 수술로 완치됐고 12명은 방사선 치료로 완치됐으며 5명은 화학요법으로 완치되고 있다. 또 6명은 수술과 방사선, 화학요법의 병행으로 완치된다고 한다.

보통 암 치료의 목표는 암 정도에 따라 처음부터 완치를 목표로 하거나, 점진적으로 완치를 목표로 경과를 살펴가면서 장기간의 치료를 하거나, 환자의 통증 완화와 삶의 질 향상을 위해 제한적 치료를 하는 등으로 나눌 수 있다. 이러한 선택은 정확한 진단과 임상 경험에서 오는 판단에 따라 담당 의료진이 내리지만, 그 최종 결정은 환자 스스로 해야 한다. 모든 치료엔 장단점이 존재한다. 다음의 몇 가지 기본적인 사항들만 알고 있어도 치료 방법을 결정하는 데 도움이 될 것이다.

수술

외과적 수술은 가장 확실한 암 치료 방법이다. 특히 조기암이라면 수술로 완치할 수 있는 경우가 많다. 보통 암의 수술 치료는 진단적 수술, 예방적 수술, 근치적 수술, 완화적 수술의 네 종류로 나눈다. 진단적 수술은 특정 암세포의 분류와 유형을 알고자 조직을 떼어내거나 미리 절개해보는 것을 말하고 예방적 수술은 해롭지는 않으나 전암성 병변으로 알려진 일부 폴립(돌기나 결절 등을 말함)이 암으로 바뀌기 전에 미리 제거하는 수술을 말한다.

보통 우리가 '암 수술'이라고 말할 때는 근치적 수술을 말한다. 말 그대로 암을 강제적으로 떼어내는 치료 방법이다. 수술은 초기 단계의 암을 치료하는 데 효과가 있다. 종양을 포함해 종양을 둘러싼 림프절과 암 조직을 모두를 제거하는 것으로, 유방절제술이나 자궁경부절제술 같은 것을 예로 들 수 있다. 마지막으로 완화적 수술은 암세포를 완전히 들어내지는 못하지만 크기를 어느 정도 줄여 암세포의 성장을 지연시키고 암의 증상을 완화하고 환자의 삶의 질을 높이고자 하는 수술이다. 가령 대장암이 심해 장폐색 증상이 있는 경우 길을 뚫어주는 수술 같은 것을 말한다.

그러나 모든 외과적 수술은 항상 부작용의 위험이 있다. 암도 마찬가지다. 수술 직후에 일어나는 합병증으로 출혈, 장폐색, 혈관손상, 요관손상, 직장파열, 폐렴 같은 증상이 나타날 수 있으며 시간 흐른 후 서서히 장기의 기능 장애가 올 수도 있다.

수술의 성공 여부나 나중에 찾아오는 후유증의 정도를 결정하는 것은 역시 수술의 범위를 어디까지로 할 것인가의 문제라고 볼 수 있다. 암을 완전히 잘라낸다는 것은 사실 매우 어렵다. 육안으로 확인된 암세포만을 떼어낸다고 해도 암세포가 조금이라도 남는다면 금방 세포분열을 통해 자랄 것이기에 보통 주변 조직이나 림프절까지 광범위하게 들어내는 것이 보통이다. 그렇기에 조기에 발견할수록 손대는 범위도 줄게 되고 수술 부작용도 줄일 수 있는 셈이다.

수술할 수 있는 경우라도 환자는 신중하게 선택해야 한다. 의사와 충분히 상의하고 자신의 몸 상태 등을 고려하는 동시에 경제력이 허락한다면 정밀한 검사를 두 곳 이상의 병원에서 받아보는 것이 좋다. 가장 황망한 경우는 몸을 열었는데 손쓸 수 없을 정도로 암이 퍼져 있는 경우로, 수술 후 면역력 저하와 합병증 등 병세가 급격히 악화할 가능성이 크다.

그간의 경험에 비춰보면 수술 경과가 좋은 환자들 대부분은 긍정적으로 수술을 받아들인 경우였다. 수술을 결정했다면 일단 의사를 믿어야 한다. 그리고 나을 수 있다는 긍정적 자세를 가져야 한다. 수술 후에도 인내심을 갖고 자신의 몸을 스스로 돌봐야 한다. 운동요법과 식이요법을 충실히 따르고 무엇보다 수술 전의 몸과 수술 후의 몸은 다르다는 생각으로 새로운 환경에 적응해야 한다.

마지막으로 덧붙이자면, 수술을 결정할 때는 병원의 이름값을 고려하기보다는 자신이 앓고 있는 암의 수술 임상 경험이 많은 의사를 찾아가는 것이 훨씬 현명한 선택이다. 의학은 어떤 면에서 임상 경험이 훨씬 중요할 때가 있고, 특히 외과적 수술은 외과 의사의 경험과 실력이 절대적이다.

화학요법

항암 화학요법은 항암제를 사용해 암을 다스리는 방법을 말한다. 생화학과 분자생물학의 발달 덕분에 이제는 화학요법으로 암을 관리할 수 있게 됐다. 림프종, 급성 림프성 백혈병 같은 경우엔 화학요법만으로 완치할 수 있다. 그 밖에도 완치는 어려우나 암의 성장이나 암세포가 퍼지는 것을 억제하는 데 사용된다. 화학요법은 수술이나 방사선 치료의 보조 치료법으로 사용되기도 한다.

항암제는 암세포의 DNA와 RNA의 합성 과정을 방해하거나, DNA 분자 자체에 해로운 영향을 미쳐 암세포를 죽이는 기능을 한다. 그러나 항암제는 암세포뿐만 아니라 정상세포 가운데 분열과 증식이 활발한 부분인 위장관의 점막, 머리카락, 골수, 생식계의 세포들에도 영향을 미친다. 건강한 세포도 손상시키는 것이다. 필연적으로 화학요법에는 부작용이 따르므로 환자는 이를 잘 견뎌내야 한다.

화학요법은 기능에 따라 세 가지로 분류할 수 있다. 우선 보조 항암 화학요법이 있는데, 국소 종양을 수술이나 방사선으로 치료한 후, 몸에 남아 있는 미세한 암세포의 성장과 재발을 막고자 시행한다. 대표적으로 유방암과 대장암 치료에 쓰인다. 두 번째로 선행 화학요법이 있다. 암세포의 크기가 너무 큰 경우, 그 크기를 줄여 수술을 쉽게 할 수 있도록, 또는 방사선 치료의 범위를 줄여 방사선 조사량을 조절하고자 미리 화학요법을 시행하는 경우다. 후두암, 골육종, 방광암 등의 치료에 쓰인다. 마지막으로 동시 화학요법이 있는데, 국소 종양에 대해 방사선 치료와 화학요법을 동시에 진행하는 경우를 말한다. 이 방법은 식도암이나 폐암 치료에 사용된다.

항암제는 보통 정맥 주사나 근육 주사로 투입하기도 하고 알약이나 캡슐 형태로 복용하기도 한다. 그 외에도 암의 종류에 따라 동맥 내, 흉막 강, 방광, 복부 강 및 뇌척수액으로 약물을 주입하는 방법도 사용된다. 치료 기간은 대개 1~5일 정도이며 3~4주 간격으로 반복 시행하게 된다. 항암제를 투여하면 평균 2~3주의 휴식 기간을 두어 정상세포가 회복될 때를 기다려 다음 치료를 시행하는 것이 보통이다.

화학요법은 계속 발전하는 추세다. 기존의 항암제가 정상세포까지 파괴하는 부작용이 있었으나 최근 들어 암의 분자생물학적 특성이 많이 규명되면서 특정 암세포만 공격하는 표적 치료제가 등장했다. 표적 암 치료란 암의 성장과 발암에 관여하는 특별한 분자의 활동을 방해하여 암이 성장하고 퍼지는 것을 막는 약제를 사용하는 것을 말한다. 표적 치료는 정상세포의 손상을 최소화하면서 선택적으로 암세포만 공격하기 때문에 부작용을 최소화할 수 있는 장점이 있다. 그러나 고비용 문제와 아직 임상 결과가 완전히 마련되지 못했다는 약점이 있다.

항암제는 기본적으로 분열이 활발한 세포를 공격하기 때문에 암세포뿐만 아니라 정상세포도 공격해, 그에 따른 부작용을 감내해야 한다. 빈혈을 느끼고, 입이 헐고, 메스꺼움, 구토, 설사가 따르며 머리카락이 빠지고, 생식기능에 장애가 오는 등의 부작용이 나타난다. 화학요법을 결정한 순간, 환자 스스로 마음의 준비를 해야 한다. 치료 효과를 최대로 높이고 부작용은 최소로 줄이고자 스스로 노력해야 한다. 이때는 사실 아무도 도와줄 수 없다. 내 몸이 항암제에 반응하고 내 몸이 항암제를 견뎌야 한다. 의사의 지시에 잘 따라야 하며 무엇보다 '성공할 것'이라는 의지를 다져야 한다.

방사선 치료

방사선 치료란 고에너지 방사선을 암세포에 조사하거나 투여해 암세포를 죽이는 치료법이다. 감마선, X선, 전자선, 양성자선, 중성자선이 암 치료에 사용된다. 핵물리학이 발전함에 따라 이 분야의 기술은 점점 진보하고 있으며 현재 정상세포에 위해를 가하지 않으면서 암세포만을 정확히 선별해 조사하는 데까지 와 있다.

　수술과 마찬가지로 방사선 치료도 완치를 목적으로 하는 치료와 전이를 막는 예방적 치료 그리고 증상을 완화하는 치료로 나눌 수 있다. 특히 완화적 치료의 반응 정도는 암의 종류와 환자의 상태에 따라 다를 수 있으나 환자의 약 70퍼센트 이상이 증상 완화 효과를 보인다.

방사선 치료는 CT나 MRI의 첨단 영상과 컴퓨터를 활용해 종양의 위치, 크기 및 모양을 입체적으로 재구성하여 정상 조직은 가능한 보존하고 종양세포만 집중적으로 방사선을 조사하는 기술이 발전함에 따라 부작용을 최대로 줄여가는 추세다. 그 대표적인 예가 사이버나이프인데 입체적으로 암세포의 위치를 파악해 방사선 조사를 선택적, 집중적으로 실시함으로써 정상세포의 피해를 최대로 줄인다는 장점이 있다. 사이버나이프는 두경부암, 갑상선암, 비소세포성 폐암, 췌장암, 간암, 자궁경부암, 난소암, 직장암, 육종암, 척추암 등의 시술에 유용하게 사용되며, 외과적 수술이 어려울 정도로 진행된 폐암, 갑상선암, 췌장암, 간암, 육종암의 치료에도 이용할 수 있다.

그 밖에도 방사선 치료 기기에 CT, MRI, PET와 같은 영상 장치 기능을 추가한 영상유도방사선치료IGRT(Image guided radiotherapy)와 고에너지 엑스레이를 이용한 방사선 치료기와 전산화 단층촬영이 가능한 CT를 접합한 토모치료Tomotherapy 등이 개발되어 암 치료에 사용되고 있다.

최근엔 우리나라에도 양성자 치료기가 들어와 활용되면서 주목을 받고 있다. 양성자 치료기는 수소 원자핵을 가속할 때 얻은 분리된 양성자를 이용하여 환자를 치료하는 암 치료법이다. 양성자가 이동 중에는 방사선을 거의 방출하지 않다가 어떤 물질에 부딪혀 멈출 때 방사선을 방출하는 성질을 이용하기 때문에, 방사선

이 암 표적 부위에 도달하기 전까지 일반 정상 조직에는 거의 방사선을 조사하지 않는 특징이 있다. 따라서 정상세포의 부작용을 줄이면서 양성자를 인체 내에 조사하여 원하는 부위에 고에너지 방사선을 집중할 수 있다. 부작용이 적다는 특징 때문에 특히 소아암 치료에 활용 가치가 높으며 뇌기저부 척색종과 눈에 생기는 맥락막 흑색종, 뇌수막에 생기는 악성 수막종 또는 비정형 수막종, 연골에 생기는 연조직 육종 치료에 효과가 있는 것으로 알려졌다.

방사선 치료 또한 부작용이 발생한다. 방사선 치료는 기본적으로 우리 몸이 '방사능에 노출될' 위험을 감내해야 하는 치료법이다. 현재의 의학기술은 선량에 따른 노출 위험을 극도로 제한하기 때문에 안전한 치료로 인정받고 있지만, 암세포가 아닌 정상세포는 어쩔 수 없이 역경을 견뎌내야 한다. 대표적인 증상이 몸에서 느끼는 피로감이다. 치료가 길어지면 만성적인 피로가 발생하는데 이는 통증, 우울증, 식욕부진, 빈혈, 감염 등으로 발전할 수 있다. 이러한 피로감은 치료 후 몇 주에서 몇 달간 나타나며 시간이 지나면서 점점 사라진다. 또 방사선이 조사된 피부에 건조증, 붉어짐, 부어오름, 가려움증, 벗겨짐 등의 증상들이 나타날 수 있다.

방사선이 조사되면 정상 조직에 부종이 야기될 수 있으며, 뇌에 방사선 치료를 할 경우 탈모, 과도한 수면, 꾸벅꾸벅 조는 증상,

무기력과 식욕 부진이 나타날 수 있다. 호르몬 분비 이상이 올 수도 있으며 구강암, 설암, 후두암의 치료를 위해 실시하는 두경부 방사선 조사에는 치아 및 구강 장애와 식욕부진이 일어나기도 한다. 이 밖에도 치료 부위에 따라 구토, 오심, 설사, 생식기 장애 등이 나타날 수 있다.

현재 방사선 치료 기술의 핵심이 점차 암세포만을 선별해 조사하는 첨단 기술로 발전하는 것은 이런 부작용을 줄이고자 함이다. 현재 사이버나이프나 양성자치료기 등은 최첨단 장비로 방사선 치료에 따른 부작용을 최소화하는 데 성공적인 결과를 보여주고 있다. 머지않아 더 혁신적인 장비가 개발되면 암 치료는 새로운 국면을 맞게 될 것이다.

그럼에도, 병세 호전의 문제는 역시 환자의 의지와 태도에 달렸다. 방사선 치료는 인체의 면역력을 떨어뜨리고 정상세포마저도 피로에 시달리게 한다. 식욕부진이나 피로감에 빠져 누워만 있게 되면 곤란하다. 이럴 때일수록 규칙적으로 생활하면서 잘 먹고 잘 쉬고 즐거운 마음으로 일상을 영위해야 한다. 지금까지 계속 강조한 이야기지만, 암의 공포에서 벗어나지 못하면 치료에서도 자신감이 없어지고 이는 신체 기능의 저하로 이어진다. 반대로 암의 공포에서 자유로워지고 암을 마음으로부터 극복한다면, 어떤 치료법이라도 즐겁게 받을 수 있으며 결국 그럴 때 최선의 치료 효과를 얻을 수 있다. 이 점을 반드시 새겨둘 일이다.

현재 암 치료 방향은 암세포의 성장을 근원적으로 막을 수 있는 유전공학적 시도와 이미 형성된 암세포를 물리적으로 제거할 때 정상세포의 희생 없이 암세포만을 말끔히 제거하는 (핵의학적) 시도가 나란히 가고 있는 상황이다. 이러한 시도들은 머지않아 실제 의료 현장에서 효과적인 암 치료 방법으로 쓰일 것이다. 이것은 암환자에겐 또 다른 희망이다. 희망이 있는 한 우리는 어떤 암이라도 극복할 수 있으며, 의학계를 포함한 우리 사회 역시 그에 걸맞은 책임과 의무를 다해야 할 것이다.

척추암과
사이버나이프

암은 원발암과 전이암으로 나눌 수 있다. 원발암은 위암, 폐암처럼 처음 생긴 자리에서 그대로 자라는 암을 말한다. 전이암은 암이 처음 발병한 곳에서 혈액이나 림프액을 타고 다른 장기로 이동해 생기는 암이다. 척추암 같은 암이 대표적인 전이암이다. 미국에서는 전이암 중 척추암이 가장 많을 정도로 흔하다.

암으로 사망한 환자를 부검해보면 70퍼센트는 척추에서 암이 발견될 정도로 발생률이 매우 높다. 말기암 환자가 연간 3만~5만 명 정도로 추정되는 점을 고려하면 우리나라에도 수만 명의 척추전이암 환자가 있을 것이다.

그러나 이처럼 흔히 발생하는 척추암을 자각하지 못하는 이유는 암이 척추에 전이되더라도 초기엔 증상이 거의 없기 때문이다. 대부분 전혀 모르고 있다가 척추가 완전히 녹고 신경이 손상돼 전신마비와 통증이 시작돼야 발견한다. 이 단계까지 진행됐다면 이미 대소변 장애 등 삶의 질이 급격히 나빠지고 2~3개월 안에 사망하기도 한다.

척추암도 다른 암과 마찬가지로 초기에 발견하면 완치도 가능하지만, 대부분 발견이 늦어 수술 등으로 치료하기 어렵다. 그러므로 척추전이암은 증상이 나타나기 전 적극적인 조기진단으로 예방하고 치료하는 게 중요하다. 특별한 증상이 없더라도 암을 앓았거나 현재 암환자라면, 허리가 좀 아프든 아프지 않든 상관없이 꼭 척추전이암 검사를 받아야 한다.

현재 나와 있는 가장 좋은 암 조기진단법은 PET-CT(양전자 방출 컴퓨터 단층촬영)를 활용한 진단법이다. 한 번에 전신을 검사할 수 있고 기존 방식으로는 어려웠던 5밀리미터 내외 크기의 미세한 암세포까지 발견할 수 있으며 검사 때 통증이 없다. 또 미국과 달리 우리나라는 PET-CT 검사비가 매우 싸다. 암환자라면 정상 진단비의 10퍼센트만 내면 된다. 경제적 부담 없이 (보통 10만 원 정도 든다) 전신의 모든 암의 상태를 검사할 수 있으므로 암환자라면 6개월에 한 번씩 검사받는 것이 좋다.

척추암 치료의 기존 치료법으로는 일반 방사선 치료와 수술로 나눌 수 있다. 일반적으로 가장 많이 사용해온 일반 방사선 치료는 대개 10회 정도를 나눠 실시한다. 녹아내린 척추 때문에 생긴 신경압박 증상을 완화하는 것이 목적이다.

이 치료 방법은 비교적 간단하고 증상 완화 효과가 있어 널리 사용되지만, 암세포를 완전히 죽이기엔 방사선량이 적어 통증 완화 기간이 그리 길지 않다. 또 정상 척추신경의 많은 부분이 방사선에 노출되면서 방사선 척추염이라는 부작용이 발생할 가능성도 있다. 이런 이유로 한 번 치료받은 부위에는 다시 방사선 치료를 하기 어렵다. 이러한 단점도 있으나 실제 척추암 환자에게 일반 방사선 치료를 할 경우의 결정적 단점은 따로 있다. 일반 방사선 치료는 암이 치료되는 것이 아니라 증상만 완화되는 것인데, 환자들은 증상이 나아지므로 암이 치료되었다고 오해한다. 따라서 활동량을 늘리거나 운동이나 심한 육체적 노동을 하게 되어 결국에는 척추 마비를 더 빨라지게 하는 원인을 제공해버린다는 것이 그것이다. 즉, 오히려 일반 방사선 치료를 하지 않은 환자보다 마비도 더 빨리 오고 결국에는 더 생활의 질이 나빠질 수도 있다.

두 번째로 수술 치료가 있는데, 많이 망가진 척추를 복원하거나 신경을 누르는 뼈를 제거하는 치료 방법이다. 무너진 뼈 조각이 신경을 심하게 누르는 경우에는 일반 방사선 치료를 해도 증상이 호전되기 어려우므로 이때는 수술하는 것이 좋다. 그러나 말기 암 환자는 큰 척추수술 후 회복이 힘들고 면역력이 떨어지는 등 여러 가지 후유증으로 수명이 단축될 수 있어 꼭 필요한 경우 외에는 시도하지 않는 것이 보통이다. 또한 수술 후 신경 장애가 호전되는 경우는 20퍼센트 이하인 데다 많은 환자에게서는 신경 장애가 호전되지 않으며 수술 후 사망률도 10퍼센트 전후다. 그러므로 실제 의사들도 말기암 환자에게 이 수술을 권하는 경우가 드물다.

그러나 최근에 이러한 두 가지 치료법의 장점을 결합한 새로운 치료 방법이 등장했는데, 바로 사이버나이프를 이용한 비수술 치료법이다. 사이버나이프는 일종의 '로봇 암 치료기'인데, 초정밀 장비로 아주 가는 방사선 수천 개를 집중해 쏴서 암세포를 녹인다. 기존의 '감마나이프'라는 방사선 시술 장비에 3차원 추적 장치를 결합한 형태로, 시술 도중 환자의 호흡 등 미세한 움직임까지 포착해내 종양의 위치를 실시간으로 감지하는 능력을 갖추고 있다. 이런 기술로 정상조직 및 다른 기관의 손상 없이 암세포만을 조사할 수 있는 것이다. 또 외과적 수술과 달리 마취나 피부 절개를 하지 않고 시술할 수 있다는 장점이 있다. 통증이나 출혈이 전혀 없으며, 입원하지 않고 하루 외래 방문으로 치료가 끝나는 혁신적인 치료 방법이다.

그러나 애석하게도 우리나라에서 이 사이버나이프 장비를 운용하고 있는 곳은 극소수에 불과하다. 워낙 고가인 장비라서 병원에서 수입해 설치하기가 쉽지 않고, 장비가 있다 해도 이를 운용할 의료진도 부족한 실정이다.

암 치료의 패러다임은 빠르게 바뀌고 있다. 해당 암에 따라 치료 기술과 대처법이 세분화되고 있으며 완치율도 점점 높아지는 추세다. 이에 따라 암을 대하는 환자의 인식에도 많은 변화가 뒤따를 것이다. 당연히 의료 현장에서도 생명과 인간의 존엄성을 더욱더 중요하게 다루게 될 것이다.

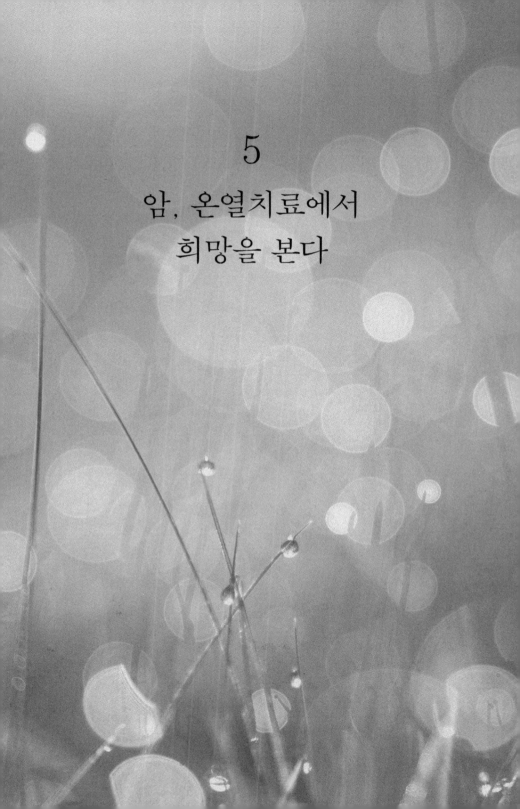

5
암, 온열치료에서
희망을 본다

온열치료,
인체의 면역기능을 활용한
자연 순환 치료법

우리나라에서는 예전부터 감기에 걸리면 뜨거운 온돌에서 두꺼운 이불을 뒤집어쓰고 소위 '지지기'를 했는데, 이렇게 자고 일어나면 감기가 낫곤 했다. 특이하게 우리만 주로 사용하던 흥미로운 민간요법이다. 이것이 가능했던 이유는 오래전부터 난방으로 온돌 난방을 사용했기 때문이다. 온돌 난방은 뜨거운 돌을 바닥에 깔고 그 위에 황토를 바르고 아궁이를 통해 바닥에 깔린 돌을 뜨겁게 달구어 그 열을 이용하는 방식이다.

한민족만의 감기 치료법은 뜨거운 온돌 아랫목에서 잠을 자되, 체온을 한껏 끌어올리기 위하여 이불을 뒤집어쓰고 자는 것이었다. 그렇게 땀을 푹 빼면서 하룻밤을 자고 나면 다음 날 아침에 거뜬하게 일할 수 있었다. 하루 만에 감기가 떨어지지 않으면 이틀쯤 연속으로 하면 되었다. 하지만 요즘은 감기약을 쉽게 구할 수 있고, 온돌방이 사라지고, 대부분 침대 생활을 하다 보니 이러한 치료법은 시골집에서조차 보기 드문 방식이 되어버렸다.

탁월한 치료 효과를 보인 이러한 민간요법은 현대 의학적인 관점으로 봐도 흥미로운 부분이 많다.

첫째, 낮보다는 저녁에 잠을 잘 때 온돌 요법을 사용하였다. 최근 미국에서 발표한 연구결과에 따르면, 인체의 면역기능이 올라가려면 최소한 3~6시간 이상 연속으로 체온을 올려야 한다. 즉 인체의 면역기능 증가는 가온加溫 시간에 비례한다는 것으로, 1시간 낮잠으로는 면역기능을 끌어올리기 어렵고 저녁잠처럼 6~8시간을 푹 자야 된다는 것이다.

둘째, 이불을 얼굴이나 목까지 덮고 자게 했다. 이것은 체온을 빨리 올리는 효과도 있지만 온돌 난방은 바닥의 돌을 달군 다음 그 열을 사용하는 방식이므로, 달궈진 열은 밤사이에 서서히 식을 것이고 그러면 체온도 떨어질 것이니 이를 방지하기 위한 방법이었다. 이불을 덮어 체온을 오랫동안, 최소한 6시간 이상 유지하게끔 했던 것이다. 또한 이때는 반드시 땀을 쭉 흘릴 정도로 뜨겁게 불을 때야 했는데, 다시 말해 미지근하게 가온하지 말고 땀을 충분히 흘릴 만큼 체온을 끌어올리도록 한 것이다.

이렇게 체온은 될 수 있는 대로 높이, 가온시간은 최소 6시간에서 8시간 이상이 온돌 요법의 핵심이다. 이렇게 하여 올라간 강력한 면역기능에 의해 인체에 침입하여 증식한 감기 바이러스를 박멸했던 것이다. 의학적으로 더 들어가면 여러 가지 설명이 가능하겠지만, 온열치료라는 관점으로 좁혀보면 전신가온에 따른 면역능력 증진으로 볼 수 있다.

2020년 세계를 패닉에 빠트린 코로나 바이러스 19의 팬데믹 현상을 겪으며 한민족의 온돌치료법을 새삼 떠올린 것은 이러한 이유에서다. 평상시 건강관리에 있어서 우리 모두에게 잠자리 온도에 대한 기본적 인식이 필요하다는 것, 특히 코로나 격리 환자군이나 경증 확진자의 경우에는 국가적인 고려가 필요하다는 것을 뒷받침해주는 확실한 역사적 증거라고 생각한다.

체온을 올리면, 몸에서는 어떤 변화가 생길까?

우리 인간은 다양한 환경에서 살고 있고 그중 대부분은 의학적으로 볼 때 무수히 많은 세균들로 오염되어 있다. 이러한 환경에서 몸을 청결하고 건강하게 유지하려면 각종 세균들을 막아주는 성벽이 필요하다. 바로 면역 시스템이다.

몸에 열을 가하면 인체의 면역작용이 증강되는데, 특히 특정 부위보다 전신에 열이 가해지면 각종 면역 세포들이 활발하게 움직이는 것으로 알려져 있다. 미국 로즈엘파크 암센터의 발표를 보면,

체온이 올라가면 혈액 내 면역 세포들이 조직으로 침투해 몸 깊숙이 있는 암을 공격한다.

여기에 덧붙여 신진대사 항진 작용도 고려해볼 수 있다. 우리가 식사를 하면 몸에 흡수되고 이것이 에너지가 되어 힘을 쓸 수 있는데 이러한 과정을 신진대사라고 한다. 신진대사는 우리 몸이 몸속 영양분을 재료로 하여 에너지를 만들어내는 현상이다. 몸이 아궁이라면 그 아궁이로 흡수한 영양분을 장작 삼아 몸을 37도로 데우는 것이다. 그렇기 때문에 장작(영양분)이 모자라거나, 아궁이(몸)가 안 좋으면 방이 식어버리듯, 몸이 나빠지거나 잘 먹지 못하면 신진대사가 나빠져 체온이 떨어지면서 감기도 걸리고 두통도 생기고 심한 경우에는 암과 같은 고약한 병도 걸린다.

이처럼 우리 몸의 신진대사 역시 체온과 매우 밀접한 관계에 있다. 보통 성인을 기준으로 체온이 37도에서 약 3~4도만 올라가도 신진대사량은 약 2배가량 증가한다. 다시 말해 체온이 조금만 올라도 신진대사가 증가하여 몸 전체가 활동적으로 변하고 에너지를 내는 것이다. 즉, 모든 기관이 활발하게 움직이게 돼 신체 기능이 정상화되는 것을 기대할 수 있다. 우리가 일상에서 온천이나 사우나를 찾고, 찜질방을 이용하고, 온열찜질기를 사용하는 것도 은연중에 체득한 온열치료의 효과를 기대하기 때문이다.

온열치료는 바로 이 원리를 활용하는 데 목표를 두고 있다. 따라서 어떤 다양한 방법으로, 체온을 어디까지 끌어올릴 것인가가 온열치료의 관건이다.

온열치료가
궁금하다

　　　　　　　온열치료는 말 그대로 열을 사용하여 질환
을 낫게 하는 현대 치료법이다. 일본 사람들이 쓰는 용어를 그대
로 옮긴 것인데 한자어로는 '온'이나 '열'이나 같은 뜻이므로 '열 치
료'가 좀 더 정확한 용어가 아닐까 생각한다.

열을 이용해 병을 치료하는 의료방식은 역사적으로도 매우 오
래되었다. 기록에 의하면 기원전 3000년 이집트에서 온열치료
로 유방암을 치료한 사례가 있고, 의학의 아버지 히포크라테스
도 온열치료를 즐겨 사용했다고 한다. 그는 '병에 걸리면 약물
로 치료하고, 약물치료가 효과가 없으면 수술을, 수술로도 효과
가 없으면 열로 치료해야 한다'고 주장했을 정도다. 인도나 중국

에서도 오래전 문헌에 기록이 남아 있고, 한국 역시 온돌을 활용해 온열치료를 해온 나라다. 현대 의학에서는 1980년대부터 암 치료에 널리 사용되고 있다.

온열치료는 국소치료와 전신치료로 나뉜다. 이 중 전신온열치료는 현대 암 치료에 적용되기도 하는데, 미국의 쿨리Cooly가 자신이 개발한 병독소를 주입한 다음 발생하는 열을 이용해 치료를 시도한 것에서 시작했다. 쿨리는 자연 치료된 암환자들을 조사하다 대부분 전신 발열 현상이 있었던 것을 관찰했다. 그는 체온이 올라가면 면역 기능을 자극하게 되는데 이 과정에서 암이 치료됐을 것으로 가정하고 실험을 했다. 수백 명을 대상으로 박테리아에서 추출한 병독소를 혈관에 직접 주사해 인위적 발열상태를 만들었더니, 자연 치유된 환자들같이 암 조직이 소실됐다.

그러나 치료율 50퍼센트 이상이라는 대단한 임상 결과와는 달리, 미국의학협회가 독소 주입이 비윤리적이라고 판정하는 바람에 그의 시술은 금지됐다. 최근 성형수술에 독소를 이용한 치료 중 하나인 보톡스가 널리 사용되는 것을 보면 그가 너무 시대를 앞서 간 것이 아니었나 하는 생각이 든다. 결국, 훗날 그의 딸이 아버지의 업적을 조사하다 이 치료 효과에 대해 다시 연구발표를 하여 세상에 널리 알려지게 됐고 최근 이에 대한 연구가 활발하게 다시 진행 중이다.

온열치료법을 더 세부적으로 구분해보자면 가온 온도, 치료 부위, 가열하는 방법에 따라 나눌 수 있다.

첫 번째로 가온 온도에 따라 분류하면 체열 범위 온열치료, 저온 온열치료, 중온 온열치료, 그리고 고온 온열치료로 나눌 수 있다. 체열 범위 온열치료는 38도 전후이며 저온 온열치료는 약 41도, 중온 온열치료는 43도 이상, 고온 온열치료는 65도 이상까지 온도를 높인다. 두 번째, 부위별로 나누면 국소온열치료와 전신온열치료, 장기별 온열치료로 나눌 수 있다. 세 번째, 가열 방법에 따라서는 초음파 온열치료법, 방송파 온열치료법, 마이크로웨이브 온열치료법, 레이저 온열치료법, 고온수 온열치료법, 원적외선 온열치료법, 간질 온열치료법, 강내 온열치료법으로 나누기도 한다.

가온온도는 얼마나 높여야 할까

열을 가하면 암이나 질병이 치료되는 데, 병이 치료되는 기전은 가열하는 온도에 따라, 가열되는 몸의 부위에 따라 매우 다양하다.

국소적으로 열을 가해 암을 치료하는 기전은 암으로 가는 혈관이 열로 망가져서 영양 공급이 어려워지게 되면서 암종 내에 노폐물이 쌓여 암을 사멸시키는 방법인데, 이러한 현상은 가열 온도가 최소한 43도 전후가 되어야만 가능하다. 이보다 낮은 저온 온열치료의 경우, 41도 수준에서 가열하면 이번에는 반대로 암으로 가는 혈류량이 많아지므로 이를 활용하여 이때는 방사선이나 항암제 치료를 같이함으로써 치료 효과를 높인다. 암으로 가는 혈액이 많아지면 보통 때보다 항암제도 많이 흘러 들어가서 암이 잘 죽는다. 또한 혈액과 더불어 산소량도 많아지는데 이때 방사선 치료를 하면 산소에 의해 방사선 치료 효과가 평소보다 훨씬 높아진다.

이에 비해 고온 온열치료는 65도의 온도까지 이르므로 암세포의 단백질이 열성 변성, 즉 끓는 물에 달걀이 익듯이 익어버리기 때문에 암이 즉시 죽어 치료되는 것이다.

가열 부위는 어디가 적합한가

국소온열치료는 병이 있는 부분에만 열을 가하는 방법으로 주로 병원에서 많이 사용하는 방법인데, 최근에는 가정용으로도 기기가 보급돼 많이들 사용하는 추세다. 과거에는 대부분 병원에서 암 치료에 많이 사용해왔기 때문에 국소온열치료 효과는 주로 암에 대한 것이 많다.

주로 43도 정도로 대상을 가열하면 암의 피돌기가 나빠져서 암이 죽게 되지만 현장에서 치료할 때 체온을 43도까지 올리기란 매우 힘들다. 그래서 실제 암환자 치료에 사용되는 국소온열치료는 대개 40도나 41도 전후의 온도이며 이런 정도로 국소온열치료를 하면 암종에 피가 많이 몰리고 혈액 속 산소가 암종 내 산소 압력을 올린다. 산소가 많으면 사멸했던 암이 다시 살아날 확률이 매우 낮아져 이럴 때 방사선 치료를 하면 암이 잘 죽는다.

암이 아닌 경우라도 인체에 국소적으로 열을 가하면 그 부분의 피돌기가 빨라진다. 관절통이나 눈병, 귓병에도 병원에서 적외선 열 등으로 아픈 부분을 쬐는 것은 해당 병소의 피돌기를 빨리 하게 해서 부기를 빼거나 독소나 병균의 배출을 유도해 병의 국소적 증상을 없애기 위함이다.

이에 비해 전신온열치료는 전신의 체온을 올림으로써 우리 몸의 자연적 방어 체계인 면역력 증강 효과를 이용해 질병을 치료하는 것이다. 면역기능 항진뿐만 아니라 환자의 전신 상태가 좋아지므로 암 이외의 다른 질병에도 효과가 있을 수 있다. 특히 면역 질환인 경우에는 때로는 괄목할 만한 효과를 보인다고 주장하는 연구자들도 있다. 이렇게 전신온열치료 효과를 보기 위해서는 두 가지 방법이 있다.

하나는 저온온열치료로서 체온을 약 41도 전후로 2~3시간 정도 올리는 것이다. 이렇게 하기 위해서는 많은 장비가 필요하며 대부분은 마취가 필요하기 때문에 저온 전신온열치료는 병원에서만 시행하고 있으며 전문가의 감시하에 진행해야 한다.

다른 하나는 마취가 필요 없는 체열 범위 전신온열치료다. 체열 전신온열치료는 38도쯤으로 장시간 전신을 가열하는 방법이다. 국내에서 일반인들이 사용하는 가정용 온열치료법이 대부분 이에 속한다. 온열치료 중 가장 최근에 의학계에서 그 이론이 정립된 치료법이다. 체온을 조금만 올려도 인체의 면역 반응이 활발해지는 것을 최근에야 의학자들이 알게 됐다는 말인데, 우리 선조들은 이미 오래전에 이것을 체득하고 감기를 위시한 각종 질병을 따뜻한 온돌 기운으로 치료했다는 사실에 새삼 감탄하게 되는 지점이다.

온열치료법은 진화 중

온열치료법 중에서도 최근 각광을 받고 있는 고온 온열치료법은 병든 조직 내 단백질을 직접 태울 수 있는 온도를 사용하므로 치료 과정이 복잡하지 않으면서 수술과 같이 즉각적인 효과를 볼 수 있어서 현대인의 생리에 맞는 치료법이라 할 수 있다.

최근 초음파를 사용한 고온 온열치료법이 개발되면서 고온 온열치료법은 한 단계 도약했다. 더구나 HIFU(High Intensity Focused Ultrasound)를 사용한 고온 온열치료법은 기존의 전자파 고온 온열치료와는 달리 환자의 몸에 칼을 대지 않고 초음파를 쏴서 수술과 똑같은 효과를 볼 수 있으므로 공상 과학 영화에서 보던 것을 현실화한 최신 의료기술이다. 입원도 하지 않고 외래에서 한두 시간 초음파를 쪼이는 것으로 수술을 마치게 돼 환자의 경제적 · 시간적 그리고 육체적 부담을 훨씬 줄여줄 뿐 아니라 수술 자국 또한 없어서 미용 효과가 탁월하다. 유방암, 자궁근종 같은 양성 종양의 제거에도 획기적이다.

더구나 치료 과정을 환자가 직접 눈으로 볼 수 있어 다른 치료법에 비해 훨씬 안전하다. 선진국에서는 이미 많은 환자가 혜택을 받고 있으며 특히 수술이 어려워 치료를 포기했던 노약자들이나 말기 암환자에게는 희소식이어서 국내에서도 조만간 실시할 수 있게 되길 기대한다.

현재까지의 전신온열치료는 환자가 사우나 통 같은 데 들어가면 통 속의 공기를 데워서 치료하는 것이 일반적이었다. 그런데 최근에는 통 안에 특수 용액을 넣고 그 용액으로 환자의 체온을 올리는 방법이 시도되고 있다. 이른바 고온 용액 전신온열치료법이다.

용액을 쓰면 공기보다 효과적으로 열을 전달할 수 있고 보다 더 정교하게 열을 조절할 수 있다. 아직 국내에는 도입되지 않았지만 외국에서는 이미 실용화되어 복강암 질환을 위시한 다양한 종류의 암에 적용되었고 결과도 매우 좋은 것으로 보고되고 있다. 현재는 말기 암환자에게 우선 적용되고 있지만 앞으로는 대부분의 암환자에게도 시도될 것이다. 다만 이 치료는 마취 후 시술해야 하므로 마취가 어려운 환자는 불가능하다는 것이 단점이다.

다음으로 국소 전자파 고온 온열치료법은 주로 간암 치료에 사용하는 것으로, 전자파를 고온으로 가열하여 암 자체를 태워버리는 방법이다. 환자의 몸에 전극을 붙이고 암에는 전극 침을 꽂은 후 전자파를 가하면 전극이 꽂혀 있는 암에만 순간적으로 높은 열이 발생하여 암 조직의 단백질이 익어버린다. 현재는 주로 간암에만 사용하고 있는데 췌장암이나 다른 장기에 적용할 방법을 연구 중이다.

즉각적인 치료 효과를 볼 수 있어 많은 환자들이 선호하는 치료법이지만, 초음파 촬영을 하면서 진행해야 하므로 암이 초음파로 잘 보이지 않는 종류라거나 촬영으로 볼 수 없는 곳에 위치해 있다면 불가능하다. 또 초음파로 잘 보이긴 하나 전자파 침을 꽂기가 어려운 경우, 특히 폐 바로 밑에 있는 간암은 치료가 불가능할 때가 많다.

파스형 패치 온열치료법은 우리가 보통 사용하는 파스를 활용한 치료법이다. 파스는 동통을 없애는 진통 약물을 넣은 습포제로, 피부에 붙이면 이 진통제가 피부에 흡수돼 그 효과가 나타나는 원리를 활용한다. 이 약물 대신 원적외선 물질로 만든 원적외선 파스는 특수 생합성 원적외선 물질을 접착력이 있는 두꺼운 천에 미세하게 바른 제품이다.

통증 부위에 붙이면 체온에 의해 원적외선 물질이 가열되고 이에 따라 피부에 직접 원적외선이 방출돼 해당 부위의 통증을 완화시킨다. 이러한 원적외선 파스는 통증뿐만 아니라 생물학적 효과에 의해 혈액순환 증강 효과, 상처 치료 효과 등을 볼 수 있으며 근래에 와서는 한방 침 대신 몸의 경락을 자극하는 데도 사용된다.

코로나 19에도
온열치료 효과를 볼 수 있을까

일반 감기는 물론 독감과 코로나 19도 호흡기 바이러스 감염의 일종이다. 감기를 일으키는 바이러스 중 리노 바이러스가 감기의 30~50퍼센트를 차지하고 그 다음으로 코로나 바이러스가 원인이다. 다시 말해 전 세계적 공포를 몰고 온 코로나 바이러스 19는 일반 감기 바이러스와 같은 종류로, 특별한 새로운 질병이 아닌 셈이다. 물론 일반 감기와는 다른 증상을 보이며 같은 코로나 계열인 메르스의 감염 증상과도 다르긴 하다.

감기는 어떻게 걸릴까. 추위로 외부 공기가 차가워져 호흡기 점막에 있는 혈관이 수축하면 일시적으로 혈류량이 떨어진다. 혈류량이 감소하면 면역세포 공급이 적어지고 밀도 또한 떨어지는데, 이런 현상을 국소 면역저하증이라고 한다. 이때 외부에서 침입한 바이러스가 달라붙으면 면역기능이 저하된 비정상 점막은 바이러스 공격을 막을 수 없게 돼 해당 호흡기 점막이 감염된다. 이런 기전으로 호흡기 바이러스 감염증, 즉 감기에 걸리는 것이다. 감기 바이러스의 일종인 코로나 바이러스 19도 같은 경로로 호흡기를 침범한다.

이러한 감염 경로를 이해하면 왜 감기 등 호흡기 바이러스 감염증이 겨울에 주로 발생하는지 이해할 수 있다. 즉 호흡기 점막의 외부 온도가 떨어지면 혈관이 수축하고 이에 따른 혈류량 감소로 면역세포의 수송이 적어져 면역기능이 저하돼 외부에서 침입한 바이러스를 방어하지 못하는 것이다. 흥미로운 사실은 열대 지방에서도 감기에 걸리는데 주로 우기에 걸린다. 아무래도 비가 오면 외부 기온이 떨어지므로 높은 외부 온도에 적응된 열대지방 사람들의 호흡기 점막 혈류량이 저하되기 때문이다.

이러한 기전을 이용하여 뜨거운 공기를 흡입하게 함으로써 감기를 치료하는 방법도 있다. '리노텀'은 코에 뜨거운 공기를 불어 넣어주는 의료장비인데, 코 점막의 혈류량을 높여주기 때문에 국소적 면역저하증을 해결할 수 있어서 초기 감기 환자의 80퍼센트에서 큰 효과를 보인다. 즉 체온이 떨어진 점막을 국소적으로 가열해 면역세포를 활성화시키는 일종의 국소 온열치료기인 셈이다.

체온과 바이러스 감염에 대한 의학적 연구결과는 많다. 체온이나 세포의 온도가 올라가면 '열충격 단백질'이 만들어진다. 간단히 말하자면 인체나 세포의 자기방어를 위한 물질이다. 바이러스에 감염된 동물의 체온을 올렸더니 바이러스 증식이 감소하고 감염이 치료되는 현상이 보고되었는데, 바로 열충격 단백질이 바이러스를 공격하여 박멸한 것으로 밝혀졌다. 물론 이러한 치료 기전에 관여하는 것이 열충격 단백질만은 아니지만 온열치료를 하면 바이러스 단백질 생산이 줄고, 이에 따라 바이러스는 자연스럽게 사멸하는 것으로 알려졌다.

과거에는 불치병으로 알려진 AIDS의 경우, 지금은 후천성면역결핍증을 일으키는 바이러스의 활동을 정지시키는 약이 개발되면서 환자 수가 급격히 줄어들었다. 이 AIDS 치료제가 이번 코로나 바이러스 19의 치료약으로 고려되기도 했다. AIDS 환자는 면역 기능이 떨어져서 열병에 잘 걸리는데 이런 환자군에서 열이 나면 AIDS 바이러스 양이 급격히 감소된다고 한다. 즉 체온이 올라가면 AIDS 바이러스가 죽는다는 얘기다.

AIDS는 HIV 바이러스가 면역 세포를 파괴하기 때문에 인체의 면역 기능이 떨어져 끝내는 사망하는 병이다. 다시 말해 몸의 자연적인 방어력이 없어지는 것이다. 그런데 바이러스는 열에 약하므로, 전신온열치료를 통해 온 몸의 혈액을 데우면 피 속의 HIV 바이러스가 죽게 돼 AIDS 치료가 가능해진다. 이탈리아의 파비아 대학 병원에서는 10명의 AIDS환자에게 42도로 온열치료를 시도했는데 약만 복용한 것보다는 약과 전신온열치료를 병행한 환자들이 훨씬 많이 생존했다. 또한 미국의 헤모클린즈 연구소는 약물에 잘 반응하지 않던 환자 4명에게 전신온열치료를 하였더니 그중 2명에서 면역세포들이 재생해 현재까지도 양호한 상태를 유지하고 있다고 보고했다.

바이러스 세포를 배양할 때도 정상 바이러스 성장 온도보다 3~4도를 올리면 DNA나 RNA 바이러스의 성장이 멈춘다. 바이러스에 감염된 세포를 43도에서 12시간 배양하니 감염된 세포 내의 단백질 생산이 중단되었다. 즉, 온도가 올라가면 바이러스에 감염된 세포가 죽어버림으로써 바이러스가 생존할 수 없다는 의미인 것이다.

실제로 온열치료를 적용하여 감기 치료 효과를 측정한 보고가 있다. 87명의 감기 환자들에게 온열치료를 한 결과, 증상은 물론 바이러스 농도도 현격하게 감소했다. 특히 이 임상시험은 84명의 건강한 대조군과 비교한 것으로, 감기 환자에게 온열치료를 하면 감기 바이러스의 증식이 정지되고 감기가 치료되었음을 명확히 증명한다.

바이러스에 대한 온열치료의 적정시기에 대해서는 논란이 분분하지만 현재 모든 연구자들이 동의하는 것은 초기 감염 시에는 열로 발생된 여러 가지 생리학적·면역학적 기전에 의해 바이러스 증식이 가로막혀 감염증을 치료할 수 있다는 점이다.

온열치료의 시기와 기간, 적정 치료시간과 가온 온도 등 역시 아직 임상적으로 확정되진 않았다. 다만 전신적으로 면역을 올리고 싶다면 최소한 3~6시간이 필요하며 이때 정상 체온보다 1~3도를 올려도 충분히 면역 증강이 발현되고, 열충격 단백질 생성도 잘된다는 것에는 이견이 없다. 1~3도는 현재 국내에서 사용되는 온열치료 장비로도 임상에서 충분히 얻을 수 있는 온도다. 그러므로 이 온열치료 장비들을 암 등 특수 질환에만 사용할 것이 아니라 현재 세계적인 공황 상태를 초래한 코로나 바이러스 19와 같은 질환에도 사용해볼 필요가 있다.

증상과 치사율, 감염력은 다르지만 코로나 바이러스 19 역시 일반 감기를 일으키는 바이러스인 코로나 바이러스의 일종이다. 동물실험과 인간을 대상으로 한 임상시험에서도 온열치료를 하면 바이러스는 죽거나 그 증식이 정지된다. 이 점을 염두에 두고 이에 대한 적극적인 연구가 필요한 시점이다.

최근 국내에서도 전신온열치료기가 개발돼 면역치료에 사용되고 있다. 일종의 현대적 온돌이다. 나 또한 이러한 전신온열치료기를 사용하여 많은 면역저하증 환자를 치료하고 있다. 이 장비를 사용하여 10회 이내 전신온열치료를 했을 때, 대부분 환자에게서 급격한 면역 상승이 관찰되었고 면역기능이 정상화되었다.

코로나 19 감염의 초기 대응이나 예방에 이러한 전신온열치료기를 활용해보는 것도 앞으로의 상황을 대비해 필요한 시도가 아닐까 한다.

전신온열치료는 감염증 초기에 사용해야 효과가 있다고 알려져 있으므로 코로나 바이러스의 치료에 도움이 되려면 자가격리 기간 중 집에서 예방 치료에 사용하는 것이 좋을 듯하다. 다만 확진 초기 치료에 국한해 사용하되, 이때는 전문의의 면밀한 관찰이 필요하다. 또한 무증상 환자 치료에 사용하는 것이 보다 더 효과적일 것으로 추정된다.

특히 국가가 검증한 가정용 전신온열치료기를 자가격리 대상에게 무료로 대여한다면 보다 더 적극적인 치료가 가능할 것이다. 자가격리 기간 동안 전신온열치료를 하면 실질적인 코로나 환자 수 감소 효과를 볼 수 있고, 이는 곧 턱없이 부족한 격리병동 확보에 큰 도움이 될 것이며 국가적으로도 막대한 의료비용을 절감할 수 있다.

온열치료로
암도 치료할 수 있을까

폐암, 간암, 위암, 직장암, 식도암, 유방암, 자궁경부암,
난소암, 두경부 종양, 연부 조직암의 치료 사례

암을 공격하는 인체의 면역기능에 관해
선 많은 실험적 증거와 임상적 연구가 있어왔으나 확실한 역할이
나 기전에 대해서는 여전히 많은 의문이 남아 있다. 그렇지만 인체
에서 열이 나면 면역력이 높아지는 것에는 의심의 여지가 없다. 또
한 열이 나면 감염이나 암이 소실된다는 것도 많은 임상적 · 역사
적 기술이 증명하고 있다.

1990년 미국온열학회 회장인 라파스키Rapasky 박사는 유명
한 동물실험을 통해 온열치료의 기전을 설명했다. 박사는 동물
의 체온이 약간만 올라도 면역세포가 갑자기 활성화되어 암이

나 바이러스 등을 공격하는 것을 목격했다. 우리 몸의 혈액 속에는 병을 파괴하는 임파구들이 떠다닌다. 고속도로의 순찰 경찰차들처럼 인체의 혈관에도 임파구가 병균의 침입이나 암을 감지하기 위하여 피 속을 돌며 병을 찾아다니는 것이다.

인체의 면역체계는 매우 복잡하여 암세포나 바이러스 같은 이물질 병균이 들어오면 일단 대식세포가 이들을 잡아먹는다. 동시에 임파구에게 병균이나 암을 발견했다고 보고하면, 임파구는 항체를 만들거나 병균이나 암을 직접 공격한다. 그런데 암이나 바이러스 등은 계속 변화하기 때문에 대식세포가 전달해준 정보로도 그들을 공격할 수 없게 되는 경우가 발생한다. 이렇게 되면 면역세포가 있다 해도 바이러스나 암의 증식을 막을 수 없게 된다.

라파스키 박사는 무력해진 면역세포가 순찰만 하고 있는 상황에서 체온이 올라가면 갑자기 암이나 바이러스를 찾아내고 공격하는 것을 발견했다. 피 속을 돌아다니던 임파구가 암이나 바이러스를 쫓아 핏줄 밖까지 나가 본격적으로 공격하는 장면을 목격한 것이다. 무슨 이유로 이렇게 갑자기 임파구의 눈이 떠지는 것인가에 대해선 아직 상세히 밝혀지진 않았다. 하지만 박사의 실험 결과는 우리 온돌치료의 효과와 일맥상통하는 바가 있음을 알려준다.

한편으로 대한온열의학회가 시행한 의미 있는 실험 결과를 보

172

면, 120분간 전신온열치료를 실시했더니 자연살해세포 활성도가 급격히 증가했고 대부분의 환자에게서 2,000 이상의 활성도가 측정되었다. 치료 전 활성도는 최소 40 이하~최대 659.9였고 평균 161 이하로 면역저하증이던 것이, 치료 후 최소 707.4~최대 2,000 이상으로 나타났고 95퍼센트 환자가 2,000 이상의 수치를 보였다. 무려 11.6배 증가에 해당하는 수치다. 또한 모든 환자의 자연살해세포 활성도가 정상 수치인 500 이상으로 증가했다.

모두 항암제나 방사선 치료를 병행하는 환자였으나, 암 치료법의 변화나 각각의 체온 변화와는 상관없는 결과였다. 즉, 120분 전신온열치료를 할 경우, 다른 항암 치료나 병행 여부와 상관없이 대부분의 환자에게서 활성도 측정 최대치인 2,000 이상으로 자연살해세포 활성도가 증가한 것이다.

임상에서는 항암제와 온열치료를 병행할 때 암 치료가 더 잘되는 이유를 암조직의 혈류량이 증가하면서 그 안의 항암제 농도도 높아져서라고 추정하고 있다.

방사선 치료와 온열치료를 병행했을 때도 마찬가지다. 즉 방사선 치료 후 암세포가 손상되면 암세포는 스스로 자신을 보호하기 위해 재생작업에 들어가는데 이때 산소가 충분하면 이러한 재생이 순조롭지 못하다. 온열치료를 하면 방사선을 쏘인 암조직 내의 혈류량이 증가하면서 산소량도 올라가게 된다. 이렇게 증가한 암조직 내의 산소분압은 방사선 손상에서 회복하려는 암세포를 공격해 결국에는 방사선의 암 살상력을 높이는 것이다.

　그런데 요즘에는 방사선 치료나 항암제 치료와 병행하지 않고 온열치료만 단독으로 실행하더라도 암 살상 효과가 있다는 보고들이 나온다. 즉, 지금까지 온열치료의 기전이라고 믿어온 혈류량 변화와는 무관한 새로운 기전이 있음을 시사한다. 그래서 온열과 면역반응과의 관계가 재조명되고 있는데, 즉 단독 온열치료 효과는 혈류량 변화 때문이 아니라 체온을 올림으로써 면역력을 증강시켰기 때문이라고 추정하는 것이다. 암세포와 감염에 대항하는 인체의 방어 작용에서 중요한 역할을 하는 자연살해세포의 활성도는 앞서 설명한 대로 온열치료를 통해 높아지는데, 이때 가온 온도보다는 주로 가온시간에 좌우되는 것을 유의할 필요가 있다.

　그렇다면 이제, 실제로 전 세계에서 온열치료를 통해 암 치료가 어디까지 가능해졌는지를 살펴볼 차례다. 다음은 폐암, 간암, 위암, 직장암, 식도암, 유방암, 자궁경부암, 난소암, 두경부 종양, 연부 조직암까지, 온열치료를 통해 드라마틱한 예후를 보여준 사례들이다.

폐암

위험하지 않은 암이 없지만 폐암은 대개 진단받은 지 6개월 이내에 사망하는 경우가 많을 정도로 매우 치명적이다. 더구나 발생 초기에는 전혀 증상이 없는 데다 일반 방사선 폐 촬영에도 잘 보이지 않는다. 대개의 경우 기침이나 가래에 피가 섞여 나오면 폐 사진부터 찍어보는데, 발생 초기에는 정상으로 나오기 때문에 감기나 기관지염 정도로 생각하고 간단히 약이나 먹다가 초기 발생 상태를 지나치기 일쑤다.

이렇게 늦게 발견되는 이유는, 암이 많이 발생하는 곳이 폐의 안쪽인데 이곳은 심장 등 종격동 구조물이 많아 암이 가려서 잘 보이지 않는다. 그래서 일반 폐 촬영에 암이 보일 정도면 대개 말기일 경우가 많다. 그렇다 보니 의사들 중에는 건강 검진에서 처음부터 폐 단층 촬영을 하자는 이도 있을 정도다. 특히 폐암이 주변 조직으로 전이된 경우는 치료를 하더라도 몇 개월 살지 못하는 경우가 많다.

하지만 최근 들어 온열치료를 시도함으로써 큰 효과를 본 사례들이 속속 보고되고 있다. 일본의 군마 의과대학 병원에서는 주변 뼈에 전이돼 사형선고를 받은 말기 폐암 환자를 대상으로 온열치료를 시도했다. 방사선 치료를 끝내고 1주일에 2번씩 온열치료를 실시한 결과, 13명 중 7명에게서 암이 반 이상 줄었으며 3명은 완전히 없어졌다. 방사선 치료만 한 경우 1명만 치료된 것에 비하면 매우 괄목할 만한 성과다. 이후 2년 이상 암이 재발되지 않고 생존한 경우가 76퍼센트나 되었는데 이미 뼈까지 전이된 환자임을 감안할 때 놀라운 결과가 아닐 수 없다. 일반 폐암 환자도 이렇게 오래 살기는 매우 어렵다.

간암

우리나라 사람들이 특히 잘 걸리는 암이다. 간염이 간경화로 변하고, 그렇게 간경화된 간 조직에서 암이 발생하는 경로가 대부분이다. 따라서 간암에 안 걸리려면 일단 간염이나 간경화에 걸리지 않도록 조심할 일이다.

간암은 수술이 가장 좋은 치료법인데 수술을 못하는 경우에는 간 혈관 폐색 치료법 등을 사용한다. 이때 온열치료와 방사선 치료를 병행할 경우 좋은 결과가 보고되고 있다. 최근에는 고온온열요법도 사용한다.

가톨릭의과대학 성모병원은 45명의 말기 간암 환자를 대상으로 온열치료를 시행했다. 그 결과 8명에게서 완전히 암이 사라졌고 27명은 절반도 넘게 암 크기가 줄었다. 수술이 불가능한 말기 간암 환자에게서 이 정도의 효과를 볼 수 있다는 것은 대단히 좋은 결과다.

일본의 히로시마 의과대학 병원은 고온온열요법으로 33명의 간암 환자를 치료했는데 그중 18명은 원발성 간암, 15명은 재발한 간암 환자였다. 결과적으로 원발성 간암 환자는 94.4퍼센트가 1년 이상 생존했고 4년 이상 생존율이 77.9퍼센트라는 매우 놀라운 치료 효과가 나왔으며, 재발 환자인 경우에는 환자 전원이 치료 후 1년 이상 생존, 2년 이상 생존율은 85.7퍼센트였다고 보고했다. 국소적으로 암이 완전히 사라진 경우는 원발성과 재발성 모두에게서 50퍼센트 이상이었다.

환자의 반수 이상이 미분화 암으로 의학적으로 매우 악성임에도 불구하고 이렇게 좋은 예후를 보인 것은 다른 치료법으로서는 얻기 어려운 결과다. 특히 이 치료법은 2센티미터 이하의 암에서 효과가 있었다고 한다.

위암

우리처럼 맵고 짜게 먹고 날것도 많이 먹는 경우에 잘 걸리는 위암은 개인위생이 좋지 않은 경우에도 잘 발병한다. 서양에도 위암이 있지만 우리나라나 일본처럼 많지는 않다. 위암은 초기에 발견되면 대부분 완치가 가능하다.

요즘에는 과거처럼 많이 진행된 위암은 발견되지 않아 다행이지만, 그럼에도 여전히 위암 환자는 많아서 재발된 환자를 흔히 볼 수 있다. 위암이 재발돼 말기가 되면 암덩이가 배 속으로 들어가 악성 복수가 나타난다. 과거에는 복수를 조금씩 빼주는 것 외에는 치료법이 없었다. 이렇게 복수를 빼주어도 며칠 내에 다시 들어차서 사실 깨진 독에 물 붓기 식의 치료밖에 할 수 없었다.

이렇게 치료법이 없는 재발성 위암 악성 복수증도 온열치료로 큰 효과를 볼 수 있다. 일본의 후나바시 병원은 이러한 악성 복수중 환자 48명을 대상으로 온열치료를 실행했는데, 이들 중 41.6퍼센트가 5년 이상의 생존율을 보였다. 온열치료를 하지 않고 수술만 한 경우, 겨우 50퍼센트만 3개월 생존했다 하니, 온열치료가 얼마나 효과적이었는지를 알 수 있다. 암이 복부 내에 번져 있으면 수술을 포기하거나 암을 다 잘라내지 못하는데, 이때에도 온열치료와 수술을 병행하면 아주 효과가 좋다.

프랑스의 리옹 병원이 시도한 온열치료에서는 암 크기는 작았지만 여러 군데 작은 덩어리가 복부에 붙어 있는 경우 2년 이상 생존은 60퍼센트 이상, 3년 이상 생존율은 41퍼센트를 기록했다. 암이 너무 커서 다 잘라내지 못한 경우에도 6개월 이상 생존이 50퍼센트 이상이었다. 수술할 때 암이 번졌다고 해도 포기하지 말고 온열치료를 시도해보라는 결론이라고 생각한다.

직장암

고기를 많이 먹는 서양인들에게 주로 많던 암이었는데 요즘에는 한국 사람들도 매우 높은 발생률을 보이고 있다. 특히 직장암은 한창 일할 때인 40~50대에 많이 발생하므로 앞으로 사회 경제적인 측면에서도 치료에 전념해야 할 암이다. 흔히 치질과 혼동하거나 남에게 내보이기 어려운 부분이라선지, 병원을 늦게 찾는 경우가 많아서 수술 시기를 놓치고 말기 직장암으로 일생을 마치는 경우를 매우 흔하게 보곤 한다.

독일의 루돌프 대학 병원은 이렇게 수술 시기를 놓친 말기 암환자에게 온열치료를 실행했다. 암 크기가 너무 커서 수술이 어려운 암을 수술에 적합한 크기가 되도록 줄일 목적이었는데, 약 40도 전후로 치료 온도를 설정했다. 3, 4기로 진단된 직장암 환자 20명을 대상으로 온열치료를 한 결과, 20명 중 14명이 수술이 가능해져 수술을 받았다. 이후 수술 환자 중 64퍼센트가 온열치료 전에 비해 병의 진행도가 매우 낮아졌다. 한편 온열치료로 암 크기는 줄었지만 여전히 수술하기에는 상태가 좋지 않았던 환자들도 1년 이상 암이 더 커지지 않았다.

이처럼 온열치료는 수술이 어려운 환자도 수술을 가능하게 만든다. 그러므로 수술이 예정된 환자들 또한 미리 온열치료를 해두면 수술이 매우 수월할 뿐더러 예후도 좋을 수 있다.

식도암

중국에 아주 흔한 암으로, 아마도 뜨거운 차를 자주 마시는 음식 습관 때문이 아닌가 생각된다. 한국의 경우, 중국보다는 적지만 일본보다는 많은 환자 발병률을 보인다. 한국 사람들은 뜨거운 차는 아니지만 자극성 있는 음식을 많이 먹기 때문일 것이다.

식도암은 초기에는 전혀 증상이 없지만 식도 점막 밑에 임파선이 매우 발달돼 있어서 한 번 암이 생기면 임파선을 따라 매우 급속히 전파되기 때문에 수술도 못하고 사망하는 경우가 많다. 또한 수술을 하더라도 재발률이 매우 높아서 대부분의 환자가 1~2년 이내에 사망하고 만다.

일본의 규슈 의과대학 병원에서는 1979년부터 1993년에 걸쳐 식도암 수술 전에 온열치료와 방사선, 항암제 치료를 시행하여 온열치료가 얼마나 치료에 도움이 되는지를 연구했다. 그 결과 33명에게서 암이 완전히 사라져 현미경으로 들여다보아도 찾을 수 없었다고 한다. 이렇게 암이 완전히 없어진 환자군은 수술 전부터 악성도가 다소 낮은 암들이 많았다. 5년 생존율은 46.1퍼센트를 보여, 일반 수술만 한 경우에 비해 훨씬 많은 환자들이 완치되었다. 재발률도 33.3퍼센트밖에 안 된 것으로 볼 때, 수술 전에 온열치료를 병행하면 식도암 재발률을 많이 낮출 수 있다.

일본 동경의 소와 의과대학 부속병원에서는 수술하기에는 너무 늦어버린 말기 식도암 환자 26명과 위암 2명 그리고 종격동 암을 대상으로 온열치료를 실시했다. 온도는 43~46도를 유지하면서 40분 정도씩, 7일 간격으로 수차례에 걸쳐 시행되었다. 29명의 환자 중 20명은 방사선 치료를, 27명은 항암제 치료를 온열치료와 같이했다.

결과를 보면 21명에게서 막혔던 식도가 많이 호전돼 식사가 가능해졌고, 특히 그중 5명은 병리조직학 검사에서도 아무런 암이 발견되지 않았다.

유방암

국내에서도 매우 흔하지만 사실 서양 여성에게서 가장 많은 암이다. 다행히 조금만 주의하면 쉽게 발견되며 초기에 발견할 경우 거의 90퍼센트 이상 완치되는, 다른 암에 비해 치료와 진단이 용이하다. 매스컴을 통한 계몽 캠페인 덕택에 아주 초기에 환자들이 치료받고 있으니 의료계에서도 특기할 만한 고무적인 현상이다.

다만 초기에 치료받지 못하면 재발률이 높고 재발 후에도 다른 암과 달리 오래 생존하기 때문에, 환자는 오랜 동안 고통 속에 살다가 사망하는 경우가 많다. 그리고 대부분 항암제나 방사선 치료를 오래 했기 때문에 더는 치료를 시도할 수 없어 속수무책으로 죽음을 기다리는 경우가 많다.

독일의 투빙겐 대학 병원은 유방암이 재발하여 더 이상 치료가 불가능한 환자 39명을 대상으로 온열치료를 시행했다. 일주일에 2번, 약 41도 전후로 온열치료를 한 결과, 28개월 이상 생존이 71퍼센트였으며 특히 21퍼센트에서는 실제로 눈에 보이던 암이 없어질 정도로 믿기 힘든 결과가 관찰되었다. 치료 후 암이 더 이상 자라지 않은 경우도 92퍼센트나 되었다. 다른 치료법이 없었던 점을 감안하면 매우 놀라운 결과가 아닐 수 없다.

자궁경부암

아직도 우리나라 여성에게 가장 많은 암 중에 하나지만 다행히도 요즘엔 그 발생률이 떨어지고 있다. 발병 원인은 매우 다양하지만 최근에는 바이러스와 밀접한 관계가 있다는 것이 밝혀지는 중이다.

진단술의 발달과 계몽 덕분에 이제는 초기 발견이 많아졌고, 초기에 발견하면 거의 90퍼센트 이상 완치되는, 치료 결과가 매우 좋은 암이다. 가능하면 수술 없이 치료하는 추세여서, 방사선 치료만 하고 수술은 하지 않는 경우가 많다. 이렇게 되면 안전하고 육체적 부담도 적은 이점이 있는 대신, 정확하고 철저하게 치료할 필요가 있다.

네덜란드 로테르담의 다니엘 병원은 완전히 암을 사멸시키기 위해 방사선 치료와 온열치료를 병행하였다. 1990년부터 1996년까지 총 114명의 환자를 대상으로, 방사선 치료를 하는 동안 1주일에 1번 온열치료를 병행했다. 그 결과 온열치료를 같이 한 환자는 83퍼센트의 완치율을 보였지만 그에 비해 방사선 치료만 한 환자는 57퍼센트에 머물렀다 한다. 더구나 방사선 치료가 미처 끝나지 않았음에도 온열치료를 병행한 경우는 방사선 치료를 완료한 경우와 비슷하게 치료 효과가 좋았다. 즉, 온열치료가 방사선 치료보다 중요한 역할을 했음을 증명하는 결과다. 또한 온열치료를 병행한 환자들을 비교했더니 3년 생존율이 2배나 길었다.

이 결과에 고무된 연구자들은 앞으로 방사선 치료를 줄이고 온열치료를 같이하여 가능한 한 방사선 부작용을 줄이고 완치율을 높이는 데 주력할 예정이다.

난소암

우연히 정기 검진이나 다른 질환으로 치료받으러 갔다가 발견되는 경우도 흔할 정도로 초기에는 별 증상이 없는 암이다. 대개 50대에서 많이 발생하는 것으로 알려졌지만 모든 연령층에서 발견된다.

난소에 혹이 있다고 다 암은 아니며, 난소 전체 혹 중에 약 20퍼센트 정도가 난소암이다. 원인은 잘 알려져 있지 않은데, 복강 내 임파선을 따라 번지기 때문에 늦게 발견되면 대부분 사망에 이른다. 출산 경험이 없거나 비만인 여성에게 잘 생기는 것으로 알려져 있고, 발병 기전에 가족력도 관여된다고 여겨진다.

워낙 증상이 없으므로 대개 난소암 환자의 절반은 전이된 상태로 병원을 찾게 되는데 대부분 복막에 암덩어리가 좁쌀처럼 깔리는 복막 전이가 특징이다. 이렇게 복막으로 전이되면 악성 복수가 차고 이 복수는 아무리 빼도 계속 생기므로 치료가 매우 곤란한 데다 환자 역시 숨을 못 쉬고 먹지도 못하는 등 매우 고통스럽다.

일본의 바이오메드 병원은 항암제를 여러 번 사용했지만 계속 재발한 말기 난소암 환자 36명을 대상으로 뜨거운 물을 복강 내에 넣어서 씻어내는 방법의 온열치료를 시행했다. 48도 정도의 용액을 복강에 집어넣고 점차 떨어지는 온도를 42도를 유지하기 위해 계속 용액을 바꾸어주었다.

치료 결과 5년 이상 생존이 16퍼센트, 1년 이상 생존한 경우는 65.8퍼센트였다. 특히 악성 복수는 3회 이상 온열치료를 받은 결과 완전히 사라졌는데, 결과적으로 난소암 치료는 수술 혹은 항암제 치료 시 온열치료를 같이하면 완치율이 매우 높아질 것으로 보인다.

그런가 하면 이탈리아 토리노시의 투리모리네 의과대학 병원에서는 난소암과 위암 수술 후 재발해 악성 복수가 찬 말기 암환자 20명에게 온열치료를 시행했다. 복부를 절개하여 눈에 보이는 암덩이를 떼어낸 후 뜨거운 물을 부어 배 속을 씻어내는 방법이었다. 42~43도의 온도로 1시간씩 1회 실시했다. 이 치료 후 1개월 만에 47.3퍼센트에서 암이 사라졌다. 위암은 37.5퍼센트, 난소암에서는 50퍼센트 이상이 치료되었다. 이들 중 68퍼센트가 1년 이상 생존했고 평균 생존기간은 17개월이었다.

두경부 종양

일반인에게는 생소하겠지만 실제로 방사선 치료를 받는 환자의 약 25퍼센트 정도를 차지할 정도로 많은 암이다. 목이나 입안에 생기는 암을 전부 포함한 것인데 성대에 생기는 암은 빨리 발견되므로 치료만 제대로 하면 90퍼센트 이상 완치되지만 그 외 대부분의 두경부암은 목의 해부학적 구조가 매우 복잡해서 증상이 감지될 때는 완치가 불가능한 경우도 많다. 수술로 완전히 절제하면 치료도 수월하지만, 너무 암종이 커서 수술로 완전히 절제하지 못할 경우 항암제나 방사선 치료를 해도 곧잘 재발한다. 목에는 임파선이 매우 발달되어 있는데 두경부 종양은 임파선을 따라 전파돼 치료가 매우 힘들기 때문에 대부분은 사망한다.

터키 앙카라 국립대학 병원에서는 이렇듯 치료가 어려운, 재발된 두경부암 환자의 방사선 치료에 온열치료를 병행하여 치료했다. 1주일에 2번씩, 평균 5번을 실행한 결과 8명에게서 임파선 전이가 완전히 사라졌고 19명도 증상이 많이 호전되었다. 재발 후 1년 이상 생존율이 전체 환자의 39퍼센트를 보일 만큼 효과적이었다.

연부 조직암

근육 등에서 발생한 암으로 그 종류가 매우 다양하다. 한국에서는 사례가 많지 않아 일반인들에게는 생소한 암이지만 매우 치명적이어서 암 자체의 치료가 잘되었어도 전이돼 생명을 잃는다.

발생 부위에 따라 치료 방법은 다르나 대개 수술로 치료하는 경우가 많은데 잘 낫지 않고 대부분의 환자가 사망하는 암이다. 항암제 치료도, 방사선 치료도 거의 효과가 없다. 방사선 치료가 안 먹히는 이유는 이렇게 산소량이 부족한 암은 방사선을 쪼이더라도 잘 죽지 않고 암세포가 일부 파손되더라도 금방 재생되기 때문이다. 한마디로 치료 방법이 없는 암이다.

일본 교토 대학에서 이러한 연부 조직암 환자 25명을 대상으로 온열치료를 시도했다. 그 결과 36명 중 10명에서 암이 완전히 없어졌고 반 이상 없어진 환자도 11명이나 되었다. 36명 중에서 오직 5명만 치료되지 않은 것이다. 이를 볼 때 연부 조직암 또한 항암제나 방사선 치료를 단독으로 하는 것보다 온열치료를 같이하는 것이 효과적임을 알 수 있다. 기타 부작용도 다른 치료법에 비해 매우 낮았다.

우리나라에서는 거의 모든 환자에게 항암제를 사용하는데 이것은 매우 잘못된 관행이다. 항암제로 치료할 수 있는 암이란 그 수가 매우 제한돼 있으며 오히려 수술이 더 효과 있다. 항암제보다는 방사선 치료가 더 효과적일 때가 많고 여기에 온열치료를 같이하면 지금까지의 예시들처럼 치료 효과가 더 높아진다.

개인적으로 성인 고형암에 항암제를 사용하는 것은 의사들의 돈벌이 수단이 아닌가 하는 생각이 들 때가 많다. 특히 무조건 항암제를 남용하는 의사들을 보면, 암을 치료하기 위해서라기보다 항암제로 돈을 벌면서 환자를 고통스럽게 몰아가 죽이려 드는 파렴치한 장사치로밖에 보이지 않는다. 항암제도 항생제처럼 아껴야만 내성이 생기지 않아 치료가 잘되는 법이다.

만성 중증질환에도
효과적인 온열치료법

당뇨병, 고혈압, 관절염, 뇌혈관 질환, 피부 질환의 치료 사례

당뇨병

당은 원래 우리 몸에 꼭 필요한 3대 영양소 중에 하나다. 밥을 먹으면 장에서 흡수돼 간으로 가고, 간에서 대사된 당은 혈액을 따라가 모든 세포에 전달된다. 이때 인슐린이라는 호르몬이 부족하면 당이 세포로 들어가지 못하고, 그럼 세포는 에너지를 생산하지 못하여 정상적인 활동을 할 수 없게 돼 몸이 병든다.

당뇨병에는 1형과 2형이 있는데, 1형은 소아에서 발생하며 선천적으로 인슐린이 나오지 않는 것이고 2형은 후천적으로 어른에게서 발생하며 인슐린이 덜 나오거나 당이 혈액 중에 많이 고이는 현상을 보인다. 보통 우리가 말하는 당뇨병은 2형이다. 요즘

엔 정확한 검사를 위해 혈당을 기준으로 삼는데, 경증 환자들은 식사를 안 하면 당이 소변에서 검출되지 않아 정상인으로 잘못 진단될 수 있어서다.

정상 혈당은 공복 시에는 115, 식사 후 2시간 기준으로 140 정도이며 아직 환자는 아니지만 당뇨병으로 변할 가능성이 높은 군은 공복 시가 125, 식사 후에는 175 정도다. 이보다 더 높은 혈당이면 모두 당뇨병 환자다. 치료를 통해 200 이하를 유지할 수 있다면 조절이 가능하다고 판정한다.

당뇨병에 걸리면 힘이 없고, 온몸이 가렵고, 상처가 나면 낫지 않고, 끝내는 신장이 망가지고, 망막염으로 눈이 보이지 않고, 말초 신경염으로 다리를 잘라내는 상황에 이른다. 그런데 온열치료를 통해 말초 신경염으로 발생한 다리 궤양을 치료했다는 연구 결과가 있다. 미국의 LSU 건강센터는 당뇨병성 말초 신경염으로 다리 궤양이 발생한 환자 36명을 대상으로 하루에 3시간씩 6주간 온열치료를 실시했다. 그 결과 온열치료를 하지 않은 환자들에 비해 훨씬 빨리 다리 궤양이 없어진 것이 관찰되었다.

가정용 온열치료기를 이용해 이 같은 말초 신경염에 의한 궤양을 치료했다는 체험담들도 꽤 있는데 이는 아마도 말초혈관의 혈액순환이 좋아져 궤양 소실이 빨리 진행된 것이 아닌가 생각된다. 집에서 가정용 온열매트를 사용해 전신온열치료를 한 대부분의 당뇨 환자들이 이구동성으로 혈당 조절이 잘됐다고 하는 것 역시 체온 상승과 혈당 간의 연관 관계를 짐작하게 하는 대목이다.

우리 몸의 체온이 올라가면 인체의 대사 역시 빨라지는데 이것이 당 대사에도 영향을 미치는 것이 아닌가 생각한다. 최소한 인체가 열을 받으면 그 반응으로 땀이 나고 근육 운동이 활발해지고 조직의 신진대사가 올라가므로 일종의 운동 효과로 인한 당 소비가 증가하는 것이라고 추정할 수 있다. 여하튼 가정용 온열치료기로 몸을 덥히더라도 혈당은 떨어뜨릴 수 있을 것 같으니 이제는 이에 대한 과학적인 분석이 필요하다.

고혈압

심장이 혈관으로 피를 내보내는 압력을 쟀을 때 수축기 혈압이 140mmHg 이상이거나 이완기 혈압이 90mmHg 이상이면 고혈압이라고 한다. 혈압이 높은 사람은 그렇지 않은 사람보다 심혈관 질환이 2배 이상 많이 발생한다. 전혀 증상이 없어서 침묵의 살인자라고도 불리는 고혈압은 모든 질환 중에서 가장 많은 직·간접적 사망 원인이며, 아마도 인간에게 가장 무서운 병일 것이다. 심장마비나 풍도 모두 고혈압이 원인이다.

현재까지 고혈압의 원인은 10퍼센트 정도만 알려졌을 뿐이다. 뇌경색, 심장경색, 망막증, 동맥경화, 두통 등 고혈압의 합병증은 머리끝부터 발끝까지 이상이 오므로 열거할 필요조차 없다. 조기 발견해 치료해야지 증상 발현 후 치료는 매우 위험하다. 고혈압 치료에는 혈압 강하제를 사용하는 방법이 널리 사용되며, 그 외의 한방 약재, 자연식품, 식이요법, 운동 등 다양한 보조 치료법이 있다.

고혈압에 대한 온열치료의 효과를 살펴보면, 독일의 훔볼트 대학에서 체온을 약 38도, 즉 1도만 올려도 혈압이 떨어지는 것을 보고한 바 있다. 13명의 남성 고혈압 환자들에게 1시간 동안 평균 38.5도로 체온을 유지하며 전신온열치료를 한 후 혈압을 측정해보니 혈압이 크게 떨어진 것이다. 동시에 피의 끈적임 정도도 떨어지고 혈액순환도 매우 좋아졌다. 이렇게 혈압이 떨어진 이유는 혈액순환의 호조, 피의 점도성 저하, 말초혈관의 확장 등일 것이라고 추정한다.

이러한 현상은 국내에서 널리 사용되는 가정용 전신온열치료기 체험 사례에서도 흔히 볼 수 있다. 가정용 온열치료기를 자주 사용하거나 오랫동안 사용해도 혈압이 떨어지는데, 이는 독일 대학의 연구와도 일치하는 현상이다. 연구팀은 사우나와 운동과의 관계도 연구했는데 혈압에 관해서는 사우나와 운동 효과가 비슷하게 나왔다. 즉, 우리 몸 전신을 따뜻하게 하면 혈압도 떨어질 수 있다는 말이다. 그러므로 고혈압 환자는 가능한 한 몸을 따뜻하게 하고 특히 겨울철에는 주의해야 한다.

관절염

관절염은 크게 퇴행성과 류머티즘성 두 종류로 나뉜다. 물론 그 외에도 결핵성, 외상성 등도 있으나 보통 노년층에게 발생하는 관절염은 퇴행성이 대부분이고 젊은이들의 관절염은 류머티즘성이 많다. 퇴행성 관절염은 오랫동안 관절을 쓰다 보니 연골이 닳아서 딱딱한 뼈끼리 직접 닿아 관절이 망가지고 아픈 것이다.

류머티즘성 관절염은 퇴행성과는 아주 다른 관절염으로 자가 면역 기능 이상으로 생기는 일종의 면역 질환이다. 쉽게 말하면 우리 몸의 면역세포가 자기 세포를 외부 세포로 잘못 인식해 마구 공격하는 것이다. 이런 공격이 관절에서 일어나면 류머티즘성 관절염이 된다. 하지만 실제로는 전신으로 오며 심하면 심장 등 모든 장기를 병들게 한다. 관절 중에서는 손에 가장 많이 발생한다.

치료법으로는 운동이나 체중 조절 같은 비약물 요법, 각종 진통제부터 뼈 주사라고 불리는 스테로이드 등 여러 약제를 사용하는 약물 요법, 마지막으로 수술이 있다. 류머티즘성 관절염은 약물 요법이 가장 중요하지만 먼저 비약물 치료로 시작해 효과가 미미하면 약물 요법으로, 그것도 안 되면 수술을 택하곤 한다. 근래에 와서는 청년들에게서도 상당수 관찰되는데 운동 부족, 비만 등이 원인이다.

온열치료는 비약물적 치료에 속하는 것으로, 정형외과에서 실시하는 관절염 재활 치료에는 열을 이용한 것이 많다. 통증 해소에 매우 유용하며, 통증이 없으면 관절 운동이 가능하여 치료에 큰 도움이 되기 때문이다. 아마도 국내 가정용 온열치료기의 사용 용도는 대부분이 관절염일 것이다. 열을 가하면 관절 주위 조직의 경직성이 풀리고 혈액순환이 잘돼 관절이 유연해지면서 통증이 없어진다.

가톨릭성모병원 연구팀이 가정용 온열치료기로 임상 시험을 한 결과 목이나 허리 통증이 제일 쉽게 조절되었으며 무릎 통증은 약 70퍼센트 정도에서 없어졌다. 아마도 무릎은 항상 하중이 가장 많이 가고 운동성이 크기 때문에 다른 관절통보다 다소 효과가 적었던 것 같다.

네덜란드에서도 이와 비슷한 결과를 발표한 적이 있다. 온열장치가 장착된 허리 지지대를 만성 통증이 있는 척추에 차고 열을 가한 후 통증 경감 효과를 측정했더니 확실히 등 쪽 신경절을 자극해 통증을 해결할 수 있었다고 한다.

온열치료가 관절염의 통증 치료만이 아니라 관절염 치료에도 도움이 될 수 있음을 시사하는 연구도 있다. 전신온열치료 후 종양 괴사 수용체 양이 치료 전보다 86퍼센트나 증가했다는 것은, 이것이 종양 괴사 효소 대사와 연관된 질환들 치료에도 도움이 될 수 있다는 의미다. 류머티즘 질환이 바로 그러한 자가 면역 이상 질환이다. 이 연구는 전신온열치료가 류머티즘 관절염 같은 자가 면역 질환을 근본적으로 치료할 수 있는 방법이 될 수 있음을 의미하는 결과로 앞으로 이에 대한 더 많은 연구가 기대된다.

뇌혈관 질환

일명 '풍'이라고 부르는, 뇌혈관 이상으로 발생하는 흔한 질환이다. 고혈압 환자에서 자주 발생하며 동맥경화와도 밀접한 관계를 갖고 있다. 항상 우리나라 사망률의 수위를 차지하고 있는 질환이다.

뇌혈관 질환은 출혈성과 허혈성으로 나누어볼 수 있는데, 출혈성 질환은 말 그대로 뇌혈관이 터져서 생기는 병이며 허혈성 질환은 뇌에 혈액을 공급하는 혈관이 막혀서 생긴다. 일명 뇌경색이라고도 한다. 수술 치료가 원칙이며 자주 심한 후유증을 발생시켜 환자의 삶의 질을 매우 떨어뜨린다. 실어증이나 거동 장애가 동반되기 때문에 환자의 사회 복귀를 위한 재활 치료가 매우 중요하다.

재활 치료 대부분은 운동 요법과 마사지 요법인데, 모두 마비된 근육을 풀기 위한 노력의 일환이다. 여기에도 온열 파라핀 치료나 열 마사지 등 온열 효과를 이용한다. 단지 온열 효과는 여기서 근육 회복에만 사용되는 것은 아닌 것이, 아직 실험 단계지만 전신온열치료로 뇌의 온도가 올라가면 뇌의 활동이 활성화된다는 증거가 있다.

과거에는 뇌의 활동 변화를 알아내기 어려웠으나 최근에는 PET

를 사용해 뇌의 활성화 부위를 간단히 알아볼 수 있다. 미국 공군 연구소가 정상인의 뇌 활동 상태를 PET로 찍은 뒤에 우리의 가정용 온열치료기 같은 전기담요로 전신온열치료를 한 후 다시 촬영해보니 대뇌, 소뇌의 피질 대부분에서 뇌 활동이 활발해진 것이 관찰되었다. 이는 뇌 일부에 기능 마비가 왔을 경우, 전신온열치료가 회복에 도움을 줄 수 있음을 의미한다. 그 외에도 전신온열치료로 혈액순환이 용이해지고 혈액의 점도가 묽어져 좁아진 뇌혈관을 쉽게 지나게 돼 혈류 장애 회복에도 일조할 수 있다.

피부 질환

피부 질환의 종류는 무수히 많지만 대부분 일반인들이 염려하는 미용상 피부 질환은 햇볕에 노출돼 생기는 것이 많다. 더 정확히 말하자면 햇빛 속 자외선 때문으로, 자외선을 너무 쪼이면 피부 세포가 죽거나 변형돼 심할 경우 피부암이 발생한다.

또한 자외선은 피부 노화의 주범으로 널리 알려져 있다. 서양인에게서 동양인보다 피부암이 많은 이유는 자주 선탠을 하는 등 자외선에 노출되는 야외 활동이 많고 피부 자체에 멜라닌 색소가 부족하기 때문이다. 동물 실험이긴 하지만 피부를 온열치료하면 이러한 자외선 피해를 줄일 수 있다는 연구 결과가 있다.

미국의 하버드 의과대학 병원이 동물 피부를 자외선에 노출시킨 후 약 40도로 한 시간 가열했더니 자외선에 의해 죽는 피부 세포가 2~3배로 줄어들었다. 즉 자외선으로 인한 피해를 방지했다는 말이다. 온열치료의 피부 방어 효과는 3시간부터 나타나 6시간 시점에 가장 효과가 좋았으며 12시간 무렵에 사라졌다. 자주 전신온열치료를 하면 피부 방어 효과를 기대할 수 있고 피부암 및 피부 노화를 방지할 수 있다는 증거다.

전신온열치료는 피부 감염증 회복에도 도움을 줄 수 있다. 인공항문을 달아야 했던 45세 남성 대장암 수술 환자가 있었다. 수술 후 없어진 항문 대신 복부에 구멍을 뚫어 대변이 나오도록 만든 것이 인공항문이다. 이때 배설물을 받기 위해 플라스틱 주머니를 쓰게 되는데 이 주머니 입구가 인공항문 입구를 자꾸 자극하는 바람에 늘 염증을 달고 살았는데 어느 날 신기하게도 염증이 사라졌다. 나중에 알아보니 가정용 온열매트를 구해 자주 사용했다고 했다.

우리 체온이 조금이라도 올라가면, 염증이 생겼을 때 임파구 같은 면역 세포들의 활동성이 증가해 염증 부위로 몰려가 피부에 생긴 염증을 치료한다. 같은 이유로 수술 후 창상 치유에도 전신온열치료를 활용한다.

얼마든지
암은 극복할 수 있다

이제 책의 마지막 장까지 왔다. 나는 이 책에서 암에 대한 새로운 견해를 제시하거나 암 치료의 획기적인 방안을 주장하려는 것이 아니었다. 이렇게 한 책의 결론을 써내려가듯 암에 대해 누군가 명확한 결론을 내줄 시기가 언젠가는 오겠지만, 여전히 암은 해결 과제가 남은 까다로운 질병이다. 암도 수백 종의 암이 존재하는 것처럼 암을 받아들이고 다루는 개개인의 상황이나 처지도 다 다르기에 절대적인 해답은 성립하지 않는다. 어떤 의견을 절대적인 것으로 받아들여 그것을 맹신해서도 안 되고 또 어떤 의견을 깎아내려 함부로 재단해서도 안 된다.

40년 가까이 전문의로 다양한 암환자를 치료해왔지만, 나에게 암이 무엇인지 묻는다면 속 시원히 답해줄 말이 변변치 않다. 그런데 무슨 이유로 책까지 쓰게 되었을까. 그것은 '암 문화'의 왜곡된 현상 때문이다. 암을 대하는 우리의 문화는 어떤 부분에선 지나치게 과장되어 있고 어떤 부분에선 지나치게 무지하기까지 하다.

암은 '사망선고'라는 인식은 분명히 과장되어 있다. 유수의 종합병원에서 말기암 환자를 치료하지 않고 돌려보내는 것은 윤리적으로나 의학적으로 잘못된 처사다. 그런가 하면 반대로 병상에서 공포 속에 속절없이 죽음을 맞이하는 환자나 그 가족의 처신도 전혀 바람직하지 않다. 첫 장에서도 밝혔듯이 이는 우리의 '죽음 문화'와도 밀접한 관계가 있다. 죽음을 터부시하는 사회는 결코 암을 극복할 수 없다.

결국 이 책을 통해 내가 말하고 싶은 것은 하나다.
"암환자는 암으로 죽지 않는다."
암은 우리 몸에 생긴 이상세포이고 그것이 세포인 이상, 어느 날 갑자기 독극물이나 폭탄으로 변해 생명을 앗아가진 않는다. 암세포는 자라면서 정상세포를 밀어내고 조직을 잠식해 나간다. 암세포를 완전히 제거하지 못한다 해도 암세포의 성장을 더디게 한다든지 하는 방법으로 장시간 생명은 유지할 수 있다. 그 사이에 면역력을 키우면서 혹은 암세포와 공존하며 암 극복의 길을 찾을 수도 있다. 암에 걸리더라도 극복할 수 있는 충분한 시간이 있다. 암에 걸렸다고 해서 낙담하거나 서둘 필요는 없다. 옆집 아저씨가 암으로 한 달 만에 죽었다고 걱정할 필요도 없다. 왜냐하면 이러한 과정은 개개인마다 다르고 암의 종류에 따라 또 다르기 때문이다.

우리가 처한 문제는 과연 암을 극복한다는 것이 어디까지인가 하는 기준이 없다는 것이다. 발견 후 5년 생존을 성공적인 치료로 봐야 하는가? 아니면 치료 1년 이내 재발이 없는 암세포 제거를 성공한 수술로 봐야 하는가? 이 문제에 명확한 답을 내리기란 쉽지 않다. 인간 생명이 처한 시간을 계량화할 수 있는 저울을 누가 만들 수 있겠으며 그러한 시간의 가치를 객관적으로 환산할 창구 또한 존재하지 않는다. 병원과 보험회사와 언론이 만든 환상 속에서 우리는 암 공포를 세뇌당하는 것이다.

누군가는 이렇게 이야기하는 사회가 돼야 한다.

"암에 걸리셨군요? 축하합니다. 이젠 몸을 돌보면서 진정한 자신을 찾아가시길 바랍니다."

심각한 암을 너무 희화시킨 것이 아니냐고 반문할지도 모르겠다. 그러나 암은 확률 게임이 아니다. 걸린 사람에겐 100퍼센트의 암 투병이 존재하고 암에 걸리지 않은 사람에겐 암과 100퍼센트 무관한 삶이 존재한다. 이 둘 사이에 다리를 놓아 건너다니게 하면 안 된다. 이 다리가 존재하는 한, 암에 걸린 사람은 억울하고 걸리지 않은 사람은 암이란 말만 들어도 벌벌 떠는 공포 속에 살아야 한다.

다리의 이쪽, 그러니까 암에 걸려 투병하는 환자라면 다리 저쪽의 사람과는 전혀 다른 사고방식과 가치관을 가질 수밖에 없다. 그러나 암환자는 다시는 다리의 저쪽으로 돌아갈 수 없을지 모른다는 생각에 스스로 절망한다. 저쪽의 기준에서 이쪽의 삶을 재단하면 암을 쉽게 극복할 수 없다. 이쪽의 기준에서 이쪽을 바라봐야 한다.

암환자는 암이 이미 몸 안에 있으므로 더는 암을 겁낼 필요가 없다. 그렇다면, 이제 무엇을 할 것인가를 생각할 때다. 스스로 역경을 이겨낼 힘을 길러야 한다. 이 힘의 원천은 다양하다. 인생을 넓고 깊게 바라보는 사유체계일 수도 있고, 몸을 의존할 수 있는 의료 시스템일 수도 있다. 가족이나 친구가 될 수도 있고 대자연의 오묘함이 될 수도 있다. 물론 종교일 수도 있다. 이런 것들이 모여들어 환자 자신이 자신의 삶을 스스로 가치 있다고 여기는 순간, 암의 극복은 시작된다. 이렇게 하루하루의 희망이 모여 몇 년이 될지 모를 암과의 동행에서 한 사람의 삶으로 더 많은 의미를 이뤄내는 것! 이것이 진정 암을 극복했다고 말할 수 있는 기준이 아닐까?

분명히 말하지만, 의학적 치료는 두 번째 문제다. 암환자는 암으로 죽지 않는다는 것을 받아들이고 인생을 재설계하는 기회로 삼아야, 우리는 암을 긍정적으로 극복할 수 있다.

　보통 집에 암환자가 있으면, 집안 분위기가 온통 어둡다. 바깥일을 하는 배우자의 얼굴도 어두워지고 침울해진다. 죽음의 공포 때문이다. 환자 스스로 이 공포에서 벗어나 하루하루의 삶에 의미를 부여하면 더는 겁낼 것이 없다. 갑자기 자동차가 구르고, 멀쩡한 건물이 무너지고, 누적된 과로로 회사 계단에 주저앉아 숨을 거두는 세상이다. 그러니 이러한 현대적 재앙에 비하면 암은 아무것도 아니다.

　적어도 우리 인류에게 죽음은 매우 신성한 행위였다. 산업사회가 되어 이 신성함은 죄다 무너졌다. 영원불멸하는 사람은 한 명도 없는데, 누구나 다 죽게 되어 있는데, 우리는 죽음을 뉴스에서나 보는 남의 일로 여기고 산다. 사랑하는 가족이 죽었는데도 일주일 휴가 받고 와서 다시 열심히 일해야 한다. 역설적이게도 암환자는 이 삶과 죽음의 신성함을 되찾아 보다 더 나은 삶의 질을 누릴 기회를 얻은 셈이다.

　이를테면 암환자는 "얼마나 살까요?" 하고 묻는다. 그동안 암환자와 보호자에게 가장 많이 들었던 이야기 중 하나다. 당사자들이 절박한 만큼 의사로서 쉽게 대답하기 어려운 경우가 많다. 인간은 삶 자체가 매우 복합적이고 생을 마감하는 것도 여러 가지 원인에 의해 다양한 양상을 보인다.

암을 늦게 발견했어도 완쾌되기도 하고, 치료를 잘 받다가도 갑자기 인터넷을 통해 쉽게 접한, 검증되지 않은 민간요법을 쓰다 부작용으로 사망하는 경우도 보았다. 암은 완치됐지만 다른 이유로 세상을 떠나기도 한다. 그래서 '인명人命은 재천在天'이라는 말을 다시 곱씹게 된다.

흔히 말기암이 되면 (암이 다른 장기로 전이돼 치료가 실패했다는 전제 아래) 약 3개월 정도 살 수 있다고들 이야기하지만, 이것만큼 엉터리 거짓말은 없다. 최근에는 각종 치료법이나 약들이 많이 개발되고 좋아지면서 과거 의료실적에 근거한 잔여수명 추정은 부정확해지는 경향이 많다. 과거에는 초기 암 치료에 실패하면 더는 손을 쓸 방도가 없었지만 근래에는 다양한 방법의 2차 암 치료가 가능하다. 말기암 환자도 장기 생존하는 시대다. 10년 전 의학 통계는 이제 그만 잊어버렸으면 좋겠다.

사실 암 치료는 의학적인 치유뿐만 아니라 살 수 있다는 희망을 만들어주는 것이라 말할 수 있을 것이다. 환자 스스로 나을 수 있다는 믿음을 갖는다면 그 삶은 절대로 2~3개월이 될 수 없다. 실제로 암을 앓고 있지만, 오랫동안 잘 이겨내며 사는 환자들이 많다. 암에 걸렸다고 사망률 등과 같은 의학적 통계를 일방적으로 맹신할 필요는 없다.

암과의 전쟁에 임하는 이들에게

엽기적인 연쇄살인을 다룬 〈양들의 침묵〉이란 영화를 보면 살인을 하고도 아무런 감정의 변화가 없는 아주 잔인한 반사회적 인물이 주인공으로 나온다. 암이라는 것도 이 영화에서 나오는 범인과 비슷한 무정하고 냉정한 살인마다. 나이가 어리다고, 여자라고 봐주는 법도 없고 노인이라고 살려주지도 않는다.

예고도 없이, 소리 소문도 없이 갑자기 암에 공격당한 환자들은 우왕좌왕하게 된다. 체면 차린다고 혼자 끙끙 앓으며 병을 숨기기도 하고 심지어는 자신의 병명도 잘 모르는 때조차 있다. 의사를 만나도 검사 결과를 자세히 물어보지 못하고 의사가 괜찮다고 하면 그냥 진료실에서 나오곤 한다. 담당 의사가 바쁜 것 같아,

귀찮아할 것 같아, 부끄러워 묻지 않는 환자들이 있다. 그러나 이런 태도로는 암과의 전쟁에서 절대 이길 수 없다.

자신의 생명이 촌각을 다투는 이 전쟁터에 걸려 있고 상대는 무지막지한 암인데, 체면 따위는 내던지고 냉정하고 결사적으로 싸워야 한다. 환자는 착실한 학생처럼 검사 결과도 자세히 물어보고 그 결과에 대해 공부하면서 자신의 상태도 의사에게 숨김없이 전달해야 한다. 앞서 말했듯이 본인의 암에 대해 시험을 치르듯 열심히 공부해야 한다.

요즘같이 암환자들이 특정 병원으로 몰리면 의사 1인당 환자 수가 너무 많아진다. 의사들도 사람이므로 실수할 수 있고 복잡한 진단과 치료 중 놓치는 부분이 있을 수 있다. 환자들은 자신의 병을 잘 알고 치료 과정에 대해 숙지하고 있는 것이 매우 중요하다. 의사를 불신하고 일일이 감시하라는 말이 아니라 자신의 병을 알아서 챙기고 더 적극적으로 치료에 매진해야 한다는 뜻이다. 암 치료법을 환자가 결정하는 미국처럼 돼서도 곤란하지만, 자신이 어떤 치료를 받는지도 모르고 무조건 도살장에 끌려가는 '침묵하는 양'처럼 행동해서도 곤란하다. 의문이 있으면 의사든 간호사든 의료진에게 물어보고 최소한 자신이 받는 치료의 장점과 단점,

발생 가능한 부작용, 치료 반응 정도를 예상하고 스스로 대처할 준비를 해야 한다.

사람은 반드시 죽게 되어 있다. 태어나는 법은 한 가지지만 죽는 방법은 아주 다양하다. 비행기 추락이나 교통사고 등으로 비명횡사하는 사람이 있는가 하면 사소한 감기로 세상을 떠나기도 한다. 심지어 약을 먹고 스스로 목숨을 끊기도 한다.

암이라는 질병도 인간을 죽게 만드는 여러 가지 원인 중 하나다. 고통이나 슬픔을 수반하지 않는 죽음이 어디 있겠는가. 암으로 사망하기까지는 장기간이 걸리고, 죽어가는 동안 고통과 불안감에 시달리게 마련이다. 다른 방법과 비교해볼 때는 좀 더 비참하게 느껴진다. 특히 말기암인 척추암은 끝내 반신불수나 전신마비가 되어 대소변도 가리지 못하고 욕창과 통증·수치심 등 극심한 고통과 고독 속에 죽게 된다. 척추암으로 신경마비에 빠지면 대소변 냄새와 욕창으로 살이 썩어가는 악취 때문에 아무리 사랑하는 남편도 아내도 자식도, 로미오와 줄리엣도 그리고 이도령과 성춘향도 환자 방에 들어갈 수 없다. 아무도 환자 곁에 올 수 없어서 환자는 가족과 친구를 원망하고 악취 속에서 절대 고독에 몸부림치며 죽어간다. 나는 인간의 죽음 중 가장 비참한 방식이 척추암 마비로 죽는 것이라고 생각한다.

포기하지 않고 온 힘을 기울여 치료해주는 병원, 좋은 치료법이 있으면 자신들은 못하더라도 환자에게 가르쳐주는 병원, 환자를 과학적으로만 취급하지 않고 사람으로 생각하는 병원, 어디서 만나더라도 서로 꼭 보듬어주는 병원, 삶과 죽음의 방법 그리고 가치까지 환자 처지에서 생각해주는 병원. 이런 암 치료병원이 있었으면 좋겠다. 모든 암환자가 이런 병원에서 치료받아 인간다운 삶의 연장을, 그리고 죽음을 맞았으면 좋겠다.

쇼펜하우어는 인생론에서 죽음에 대해 이렇게 말했다.

'대다수 사람, 아니 모든 사람은 자신이 꿈꾸는 어떤 세계에 살더라도 절대로 행복해질 수 없다. 다시 말해, 불행이나 고난이 없는 세계에 살더라도 그들은 권태의 포로가 될 것이고, 이 권태에서 벗어나면 그 정도에 따라 불행이나 고뇌에 빠지고 말 것이다. 따라서 우리가 행복을 누리려면 좀 더 좋은 세계로 옮겨가는 것으로는 충분치 않으며, 우리를 완전히 바꿔 지금과는 전혀 다른 존재가 되어야 한다. 그렇게 되면 사람은 지금과는 전혀 다른 개성을 가지게 될 것이며, 그 예비적 단계가 바로 죽음이다.'

우리는 매일 삶과 죽음의 경계에 서서 살아간다. 세상엔 삶 아니면 죽음 이 두 가지만 존재하기에 그렇다. 죽음의 이미지는 생각하기에 따라 받아들이는 방법이 천차만별이다. 죽음 뒤의 세계는 누구도 알 수 없지만, 죽음은 그 알 수 없는 어떤 것의 예비적 단계다. 그러니 그리 실망할 일도 아니다. 누구나 언젠가는 죽고, 암환자도 암으로 죽진 않지만 언젠가는 죽는다.

그러니, 우리가 이 평범하고도 불변하는 사실을 받아들인다면 나와 당신 그리고 우리가 누리는 단 하루의 삶이 얼마나 소중한지 다시 새겨볼 일이다.

암환자는 암으로 죽지 않는다 2

초판 1쇄 발행일 2020년 8월 28일

지은이 **최일봉**
펴낸이 김현관
펴낸곳 율리시즈

책임편집 김미성
표지디자인 송승숙
본문디자인 진혜리
마케팅 김다인
종이 세종페이퍼
인쇄 및 제본 올인피앤비

주소 서울시 양천구 목동중앙서로7길 16-12 102호
전화 (02) 2655-0166/0167
팩스 (02) 6499-0230
E-mail ulyssesbook@naver.com
ISBN 978-89-98229-80-1 (03510)

등록 2010년 8월 23일 제2010-000046호

이 도서의 국립중앙도서관 출판시도서목록(CIP)은 서지정보유통지원시스템
홈페이지(http://seoji.nl.go.kr)와
국가자료공동목록시스템(http://www.nl.go.kr/kolisnet)에서
이용하실 수 있습니다.(CIP제어번호: CIP2020033653)

책값은 뒤표지에 있습니다.